ロンモメガネ

# 読むだけで メンタルが強くなっちゃう漢方養生の本

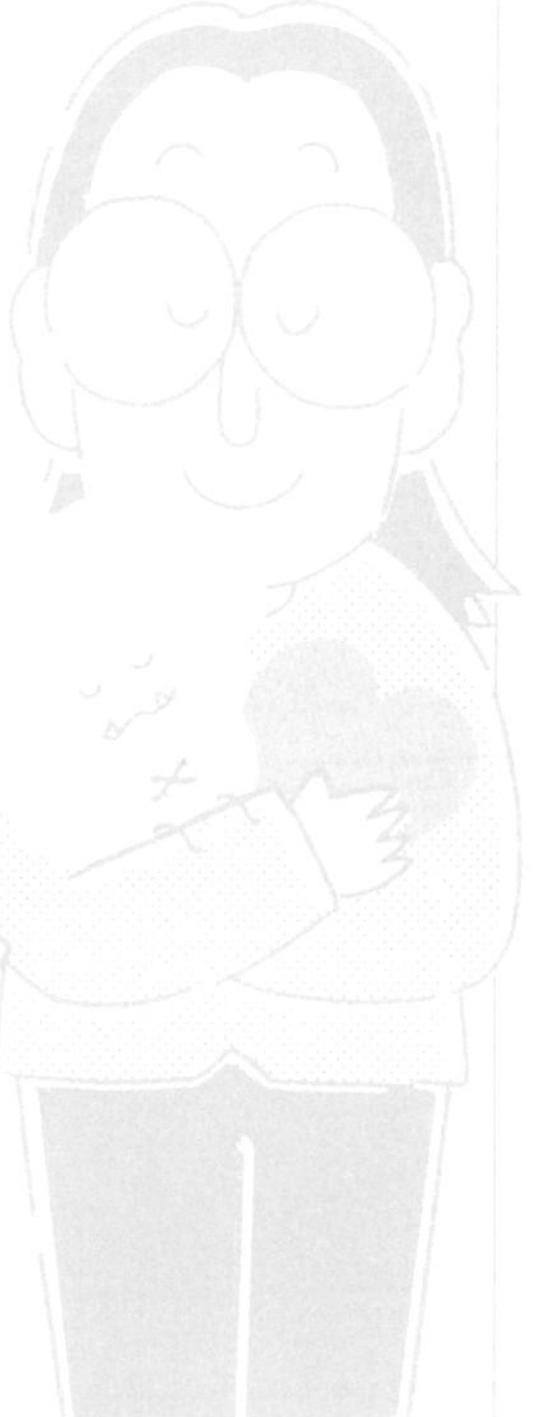

大和書房

プロローグ

# 「忙しい」は「心を亡くす」

## 私が「メンタルの危機」を感じた瞬間

# 「心のケア」は「体のケア」より大事、と東洋医学は言っています

最近は、自分の体と体調に向き合おうとする人が、日本でもグンと増えたと感じます！　健康に対する意識が、どんどん高くなっていますよね。

スーパーフード（栄養価が非常に高い食品のこと。アサイーやチアシード、アセロラなどが挙げられます）を食べたり、筋トレ、ヨガなどをやったりしている人は、今や、かなり多いです。でも、**情緒の養生、すなわち「心のケア」をきちんとやっている人は、まだまだ少ない気がします。**

**実は、体だけじゃなくて、心にも養生（セルフケア）が必要です。**

東洋医学では、心身とも健康であることが本当の健康だと考えます。東洋医学の古

典『黄帝内経《こうていだいけい》』でも、心のケア、精神のケアをとても重視していることが、次の文章からもよくわかります。

**「一日治神、二日知養身、三日知毒藥為真、四日制砭石小大、五日知臟腑血氣之診」**

「（元気になるためには）一に精神を養うこと、二に養生（食事や生活習慣の大切さを理解）すること、三に生薬《しょうやく》の性質や効果を知ること、四に砭石（古代の治療道具の一つ）の運用を知ること、五に臓腑、気血や体質の判断方法を知ること」といった意味です。

**そう、ここでも、一番重視すべきは「治神《じしん》」、つまり「精神を養うこと」と書かれている**のです（「神」とは、情緒、感情、思考、精神状態のことです）。

つまり、**養生をする前に、まず情緒・感情を整えましょう**、ということ。

「心のケア」は、
「体のケア」よりも大事なのです。

# ロン毛メガネ、北京での23連勤

漢字をつくった人は天才だと思います。
「忙」という漢字は、
「心」に「亡くす、亡くなる」と書きますよね。
**忙しくなると、人は、本当に心を亡くしてしまいます。**

実際、私自身も心をなくした経験があります。
あれは、20代半ばのことです。
3年半ほど北京で働いていたことがあるのですが、

当時は毎日が激務でした。
週休1日、仕事がある日は、
毎日11〜13時間勤務。
一番ひどかったのが、
**23連勤を組まれたこと**です。

決していじめではないですが、
私が勤めていた職場では、
人手不足だったという事情もあって……。
オーナーに「23連勤、いける?」と
聞かれた私が、深く考えずに、
**「いけますよ」**
とつい返してしまったのが、
地獄の始まりです。

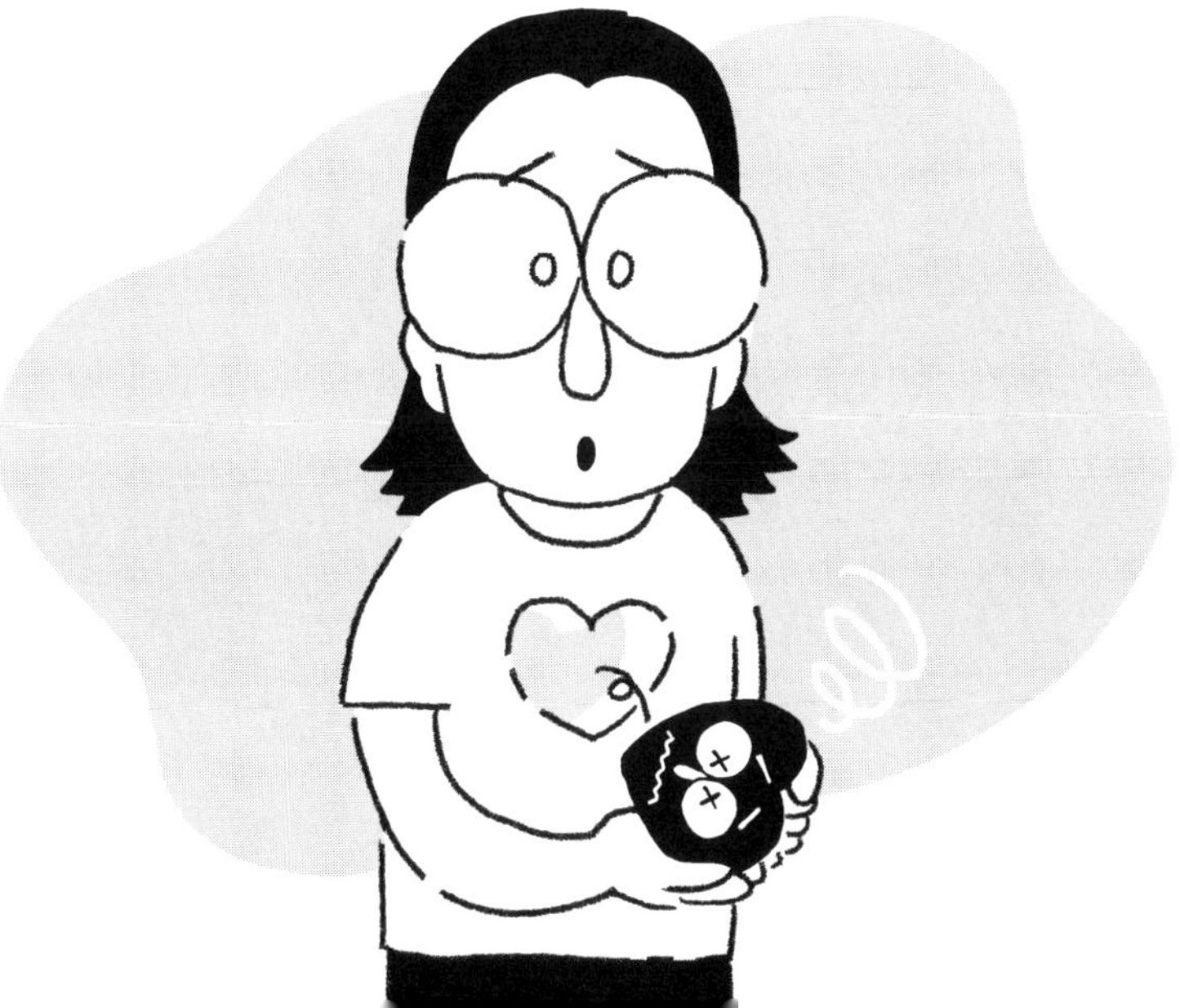

毎日11～13時間の勤務。
そんな毎日でも、
8時間睡眠だけは守りたかったので、
そこだけは死守していました。

しかし、そうしますと、
仕事時間のほかに、
朝ご飯、晩ご飯の時間、通勤の時間、
お風呂の時間などを引いていくと、
もうほぼ余裕がないです。

毎日、
「**起きて↓仕事行って↓**
**帰ってきて↓お風呂入って↓寝る**」
本当に、この繰り返し。

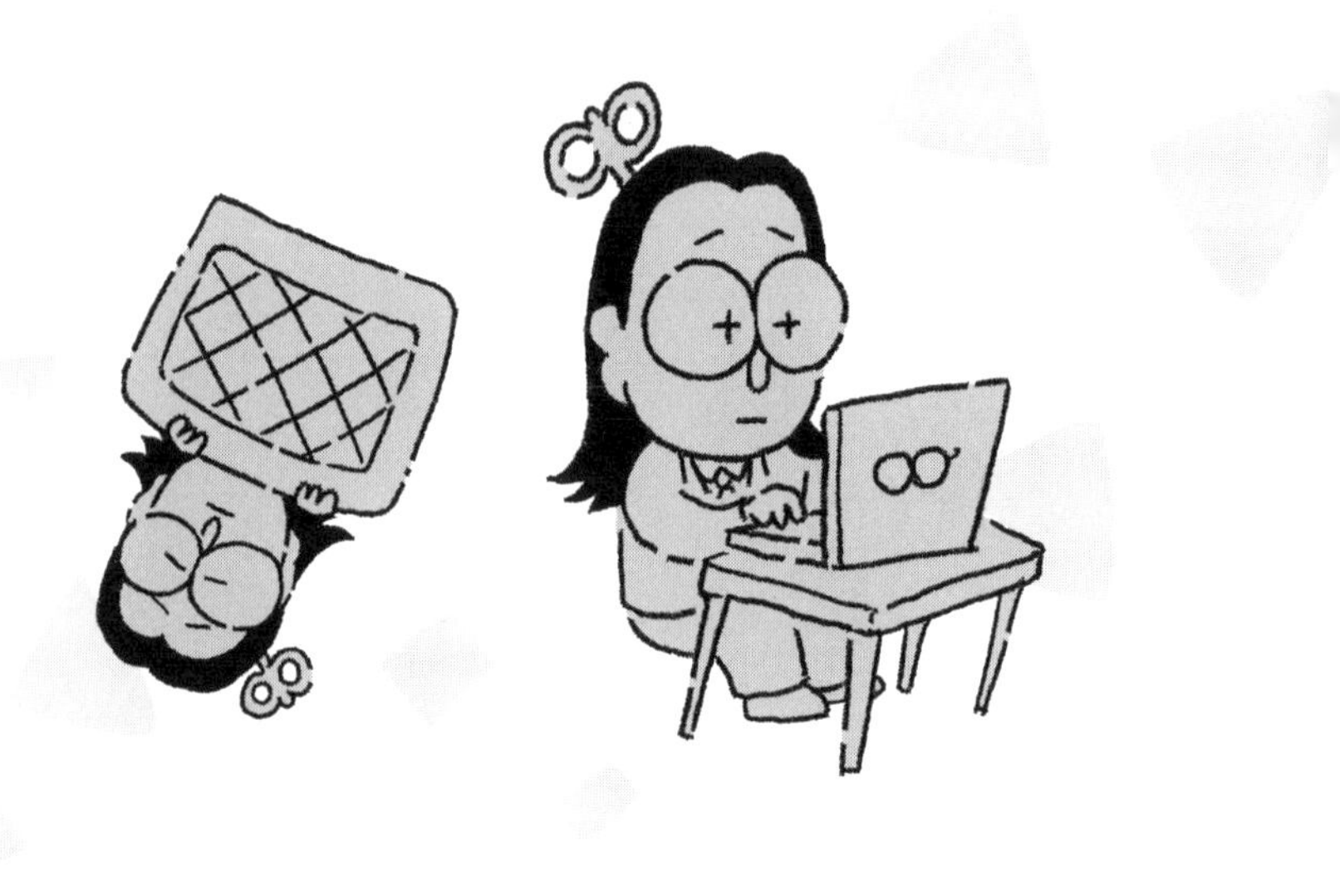

毎日、同じようなことを繰り返して、忙しすぎて……。

## 18日目には、ついに私は
## 少しおかしくなりました。

意識がないまま、体が働くようになったのです。
この頃は、完全に意識がないまま、
流れ作業かのように体が勝手に
動いてくれるようになったのを覚えています。

そして、仕事が終わったら、
**まるでゾンビになったかのように**
**「無」になってしまって……。**

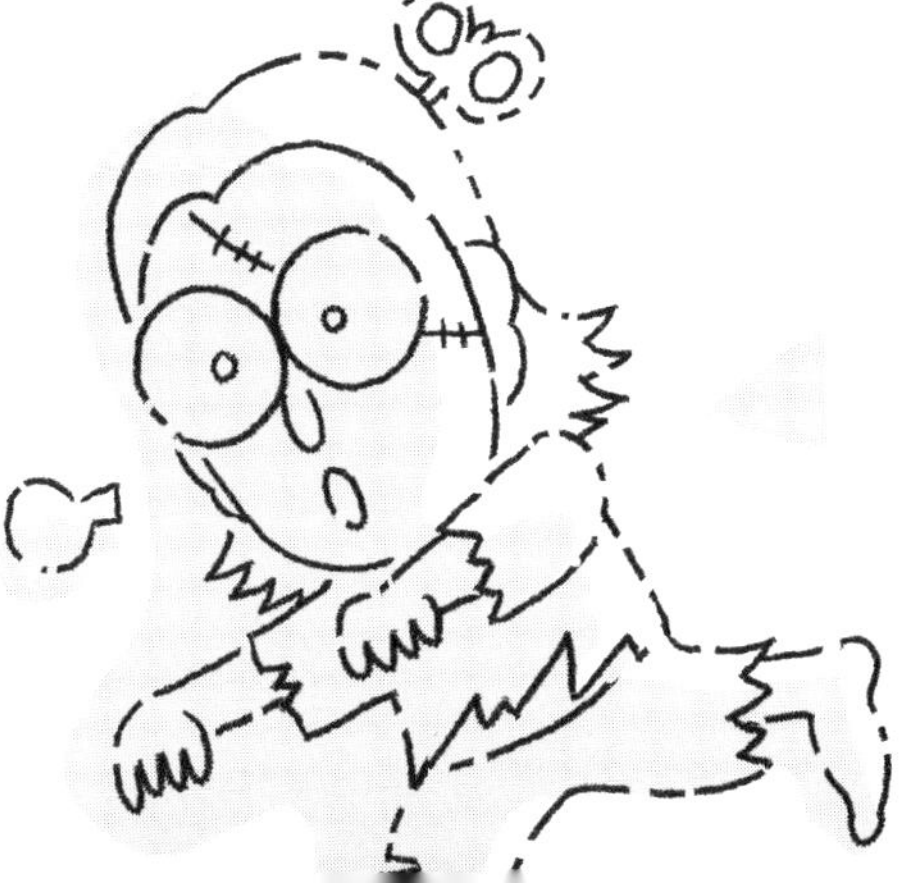

家に帰ってからも、まるでロボットのように毎日同じルーティンをこなしていました。

**家に帰った瞬間、膝をついて崩れ落ちた私は……**


連勤最終日、23日目の朝のことです。

目が覚めた私は、

「やっと今日で連勤が終わる！」

と思いました。

今日の仕事が終わる瞬間の解放感はきっと半端なくて、ビールでも飲みたくなるのかな、と思ったのですが……、

# 全然、そんなことなかったです!!!

忙しすぎて、心をどこかになくしてしまって、もはや私は、
全てのことに対して「無」になってしまっていたのです。

**だから、「〇〇したい！」なんて前向きな気持ちが起きるわけもなく……。**

23連勤が終わったその日は、
無意識にいつも通り、家に帰りました。
その頃、私は一人暮らしでした。
家のドアを開けた瞬間、
暗い部屋と孤独な空気感に包まれて、
絶望的な気持ちになったことを覚えています。

疲れ果てた私は、その瞬間、
無意識に玄関で体勢が崩れ、
膝が床につきました。

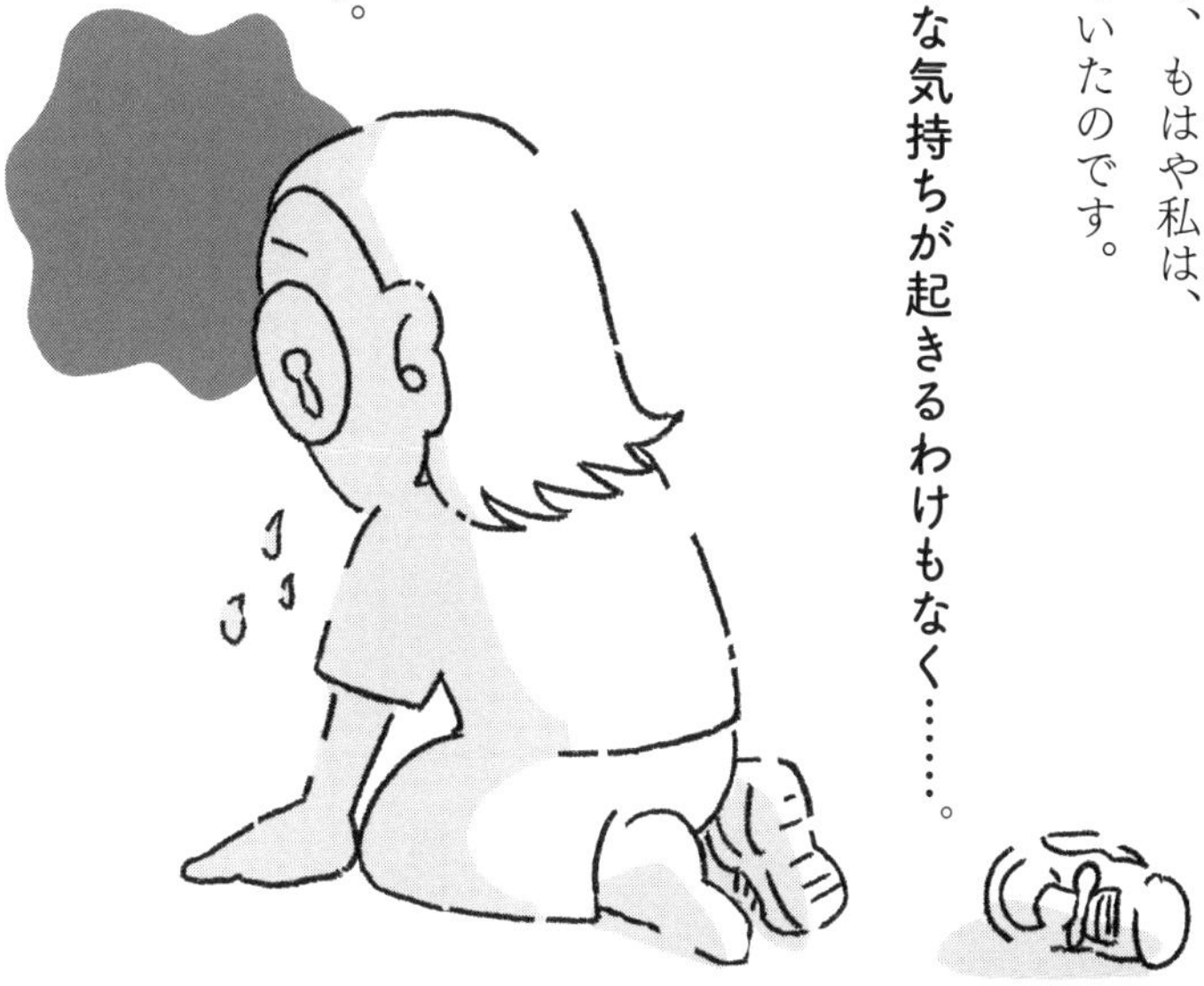

次に意識が戻ったとき、自分の頬《ほお》を流れる涙に気づきました。

そのとき、はじめて
**「あ、いま自分は泣いている」**
と認識したのです。

このときは、忙しすぎて余裕がなくなると、本当に心をなくしてしまうということを、身をもって思い知りましたね。

# もし「頑張れない日」があっても、自分を責めなくていい！

23連勤が終わって休みの日。私はようやく家でのんびりしながら、東洋哲学の本を読んでいました。

そこにあった荘子《そうし》の言葉が、そのときの自分の心に強く響いたのです。

「哀莫大于心死、而人死亦次之」（『田子方《でんしほう》』から引用）という言葉です。

**体の死や本当に死ぬことよりも、希望がなくなったり心がなくなったりと、精神の死のほうが絶望的だ……。**

そんなニュアンスの言葉です。

確かに、忙しすぎて、目標も希望も忘れてしまって、ただゾンビのように無意識に流れ作業を続けていたときの私は、「私、生きてる意味があるの？」と思ってしまっていました。なので、

**余裕、余白、何もしない日というのは、決して怠慢《たいまん》じゃない。**

それどころか、

## 人生にとって必要なことだな

と思いました。

もし、今は谷底にいるような気分の人や、死ぬほど忙しくて、自分がやりたいことができないとか、生きるのがしんどいという人は、**いったん休むといい**です。

休むと、今まで見えなかった風景が見えてくるはずです。

# 24時間、年中無休の金融マンと、毎日、公園でのんびりするおじさん

私の地元は香港です。その地元の友達の話をします。

昔、金融機関で働いている友達がいました。

彼は、とても忙しい人でした。朝やお昼は自国の株をチェックして、夜は時差の関係で外国の株を常にチェックして。海外と貿易しているので、基本的に年中無休です。

ある日、その友達が地元に帰ってきました。地元でのんびりして、友達と会ってワイワイするつもりでしたが、仕事のことが頭から離れず、頭がいっぱい。

常に携帯を見たり、パソコンを見たりして、眉間《みけん》に皺《しわ》を寄せながら歩いていたわけです。

たまたま公園に行ったところ、そこでタバコを吸いながら、気持ちよさそうに日差しを浴びている、知り合いのおじさんを見かけました。

友達は思わず、おじさんに声をかけました。

「なぜこんな時間にここにいるの？　仕事は？」

おじさんは、答えました。

「今、新聞を配る仕事をしているんだ。朝早く仕事が終わって、次に配る新聞も準備できていて、だからこの時間は暇だよ。日差しを浴びながらのんびりするのは気持ちいいぜ」と。

友達が、「……ということは、ここで毎日のんびりしてるの？」と聞いたら、おじさんは、「**そうだよ！　毎日この時間は日差しを浴びながら、のんびりしてるよ**」と返しました。

**友達は、これを聞いて、思わず「イラッ！」としてしまったそうです。**

なぜなら、

「自分は年中無休で、24時間働いて、常に時間と仕事に追われていて、たった5分でも日差しを浴びる暇がないというのに、あなたという人は……！（怒）」

と思ってしまったわけなのです。

おじさんは、眉間に皺を寄せている友達を見て、不思議そうにこう尋ねました。

「あなた、なぜそんな苦しそうにしているの？」

これを聞いて、友達は思わずハッとしました。

そして、おじさんに対して返す言葉がなかったそうです。

なぜなら彼は、そこではじめて、

**「なぜだろ！？！？　一体なぜ、自分はこんなに追い詰められているんだろ……」**

と気づいたからです。

## なぜ、私たちは「のんびりすることが難しい」のか？

それで、その友達はお寺に行って、和尚《おしょう》さんと話をすることにしました。和尚さんに話を聞いてもらい、相談に乗ってもらえないかと思ったのです。

友達は、和尚さんに尋ねました。

「なぜ、私はのんびりできないのでしょうか、一体、何が足りないのでしょうか」

和尚さんは、それを聞いて黙っていましたが、しばらくして口を開きました。

**「『忙しい』は、心を亡くしますよ」**

そう一言だけ残して、立ち去ったのだそうです。

# 「自分、怠けているのかな？」と思ったら、思い出してほしいこと

あなたはどうですか？　余裕を持って、余白をつくってますか？

心を亡くしてはいないでしょうか？

私の経験ですが、一度忙しくなると、休みの日や余白があっても何をどうしたらいいのか、どう過ごしたらいいのか、人間わからなくなるものです。

なんとなく、

**こんなに暇でいいのか!?**

**やれる仕事なんていくらでもあるじゃないか!?!?**　と考えてしまいますよね。

大丈夫です！

**私たちの時間、命は有限です。**

確かに、仕事は世の中に無限にありますよ！

でも、**どうせ無限にあって終わらないのなら、せっかくの貴重な有限な命を使って、無限なことを急いでやらなくてもいいのではないですか。**

余白があるときは、思い切って何もしない！

それでいいです！　それが休みです。

**「何もしない」ことは、体だけでなく、**

## 心の休みにもなります。

心がなくなってしまう前に、意識して休ませてあげましょう。

# ロン毛メガネの「メンタルの強さ」は、生まれつき……ではありません！

ＹｏｕＴｕｂｅや書籍を通して、たびたびお話ししていることですが、私は「**鬼メンタルだね（メンタルが強いね）**」とよく言われます。

**いつも心がふわふわふわ、ぽよぽよの状態**なので、今では忙しさで心がなくなることはまずないし、たとえ強い衝撃を受けても、簡単に折れることがないのです。

でもそれは、**私が生まれつき特別に心が強いから、というわけではない**と思います。

先ほどお話しした通り、忙しすぎて「心を亡くした」経験もありますし、この後お話ししますが、まるで真っ暗闇《くらやみ》のトンネルの中を歩いているような日々を送ったこともあります。

「どうしてもこの事実を受け入れがたい」、そんな出来事と向き合わざるを得なかったときだって、もちろんあります。

でも、そんな私も、時間をかけて、だんだん今の「鬼メンタルの自分」に変化していきました。なので、

**元々、どんな性質や性格の人であっても、考え方や養生次第で、皆さんもふわふわ、ぽよぽよな心になれるはずです！**

本書は、**普段張り詰めている人の心をホッとゆるませ、本当の意味で「心が強くなる」ヒント、すなわち「鬼メンタルになる方法」**を、漢方養生と東洋医学の視点から、皆さんにお伝えしていきます。

COLUMN

## 「ロン毛メガネって一体、何者？」と思った人へ

皆さん、こんにちは！　あなたの健康を守ります。ロン毛メガネです。

普段、私のＹｏｕＴｕｂｅをご覧になってくれているあなた、いつもありがとうございます！　たまたま本屋さんで「ロン毛メガネ」って何だ？　面白そうと思ってこの本を手に取ってくださったあなた！　ありがとうございます！

はじめましての方のために、少し自己紹介させてください。

私は香港出身です。おじいちゃんが東洋医学の中医師（東洋医学に精通しているお医者さん）だったこともあり、幼い頃から東洋医学に囲まれて育ちました。

私自身は、19歳のときに香港を出て、カナダに行ったり、東京、北京、大阪と転々としていて、かれこれ日本に10年以上住んでいます。

当初は、ヘアメイクの勉強をするために留学生として来日した私ですが、だんだん

とおじいちゃんが守っていた中医学に興味を持つようになり、今では、漢方養生に関する仕事をメインに活躍するようになりました。

ちなみに、「養生」とは何かを、私の言葉で説明すると、健康維持、病気を予防するための、体質や季節に合わせた日常の食事、生活習慣、心のケアなどのことです。

もっと簡単にいうと、命を養うこと（大切にすること）ですね。

国際中医専門員、国際中医薬膳管理師、漢方養生指導士……。私の肩書は色々ありますが、一言でいうと、

東洋医学と日本の漢方の考え方をベースに、体の健康維持、心の健康維持をアドバイスしている人です！！！

できるだけ薬に頼らずに、食事、生活習慣や心の在り方（考え方）を見直して、不調を改善していくのが理想だと考えています。

こんな私ですが、ぜひ一緒に、東洋医学のメンタルケア、心の養生を楽しんでいきましょう！　では、早速本題に入ります！

CONTENTS

## プロローグ

# 「忙しい」は「心を亡くす」

## 私が「メンタルの危機」を感じた瞬間

## 第1章

# つい「気にしすぎてしまう」人へ

## ロン毛メガネが、日本の皆さんに伝えたいこと

## 第2章

# ロン毛メガネ流「鬼メンタル」のつくり方

### 自分と他人を認めて、ラクになるヒント

# 第3章

## 「心の不調」は体から来ている

### だから、「普段の養生」が大事なのです！

# 第4章

# 「感情的な自分」にも〇をつけよう

## 東洋医学では、メンタルをこう捉えます

## 第5章

# メンタルと季節はリンクしている

### 自然の移ろいに合わせて、無理せず過ごそう



## 第6章

# 「心の持ち方」一つで人生は変わる

### 避けて通れない「痛みや衝撃」をどうするか

## 第7章

## 時には、感情を「ひと休み」

### 「気になること」からちょっと離れてみる

## 第8章

# 薬に頼らずメンタルを整えるコツ、教えます

### 食べ物、お茶、ツボ……「ゆる養生」のススメ

# 第9章

# 日常には、今すぐできる「養生」があふれています

## 1日ひとつ、疲れが消えるヒント

## 第10章

# 何かと「思い通りに進まない」ときに

## だから、東洋医学と東洋哲学はセットなのです

# 第11章

## 自分をもっと好きになる東洋医学からのアドバイス

「自信」を内側からゆっくり、育てていこう

CONTENTS

## エピローグ

# 第1章

# つい「気にしすぎてしまう」人へ

## ロン毛メガネが、日本の皆さんに伝えたいこと

# 「日本の○○はすごい！」香港にいた私を魅了したもの

私が、はじめて触れた日本の文化が、
マンガの「ドラゴンボール」だったと思います。
確か、小学生の頃でした。
その後、モーニング娘。をはじめ、
LUNA SEAなどの
ビジュアル系の音楽に惹かれて、
日本のヘアメイクに興味を持ったわけです。

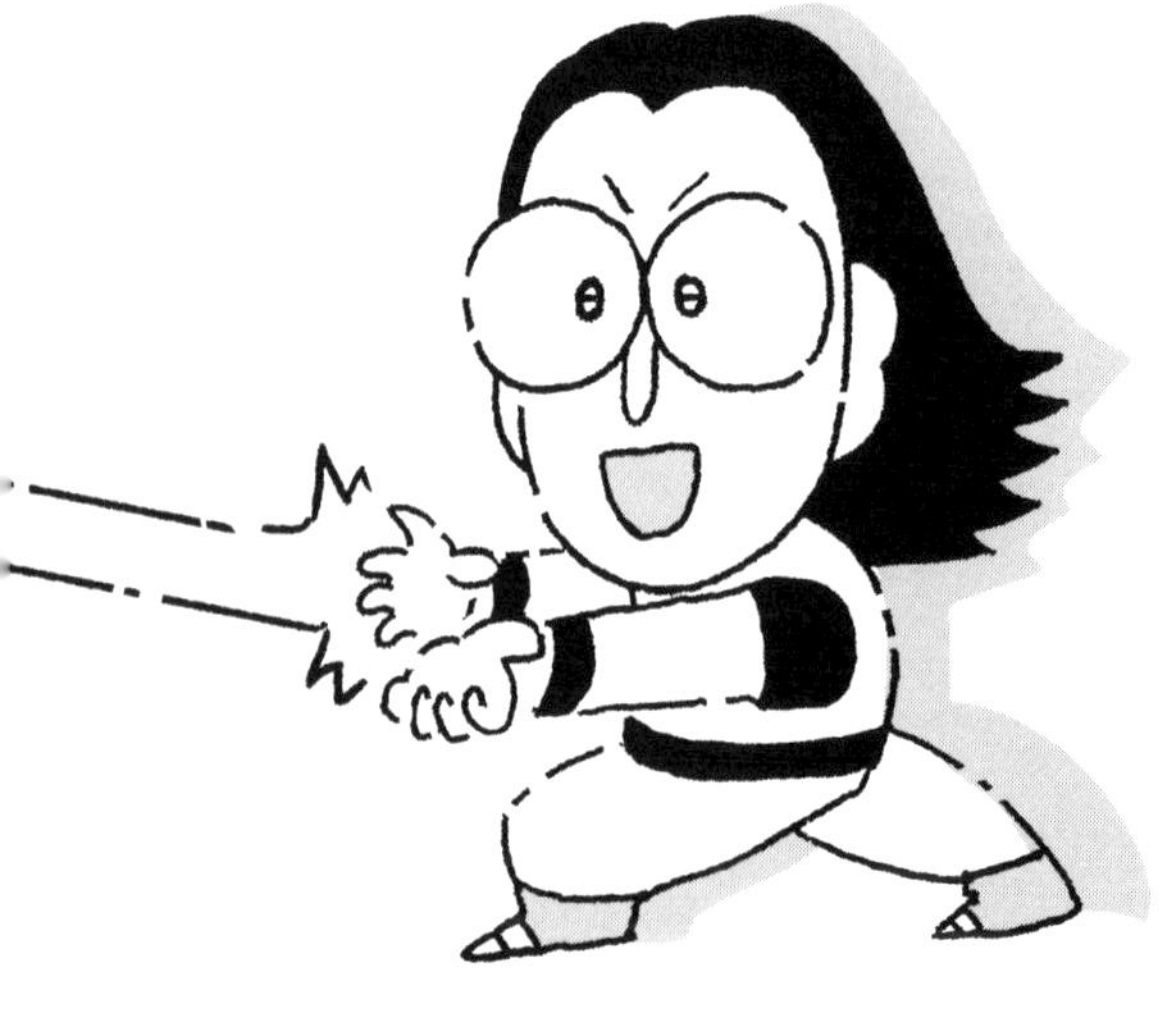

昔の香港には、そごう、三越、ジャスコなどの
日本の百貨店やスーパーがあって、
うちの親は
**「家電は日本製がいい。**
**質が高いし、なかなか壊れない」**
と愛用していましたし、
周りからも日本製品は
「使い勝手がいい」と
評判がよかったです。

## 日本の「繊細さ」は文化である！

商品もそうですが、日本のマンガは、
ストーリー、人物設定なども、実に細かいところまで考えられていますよね。

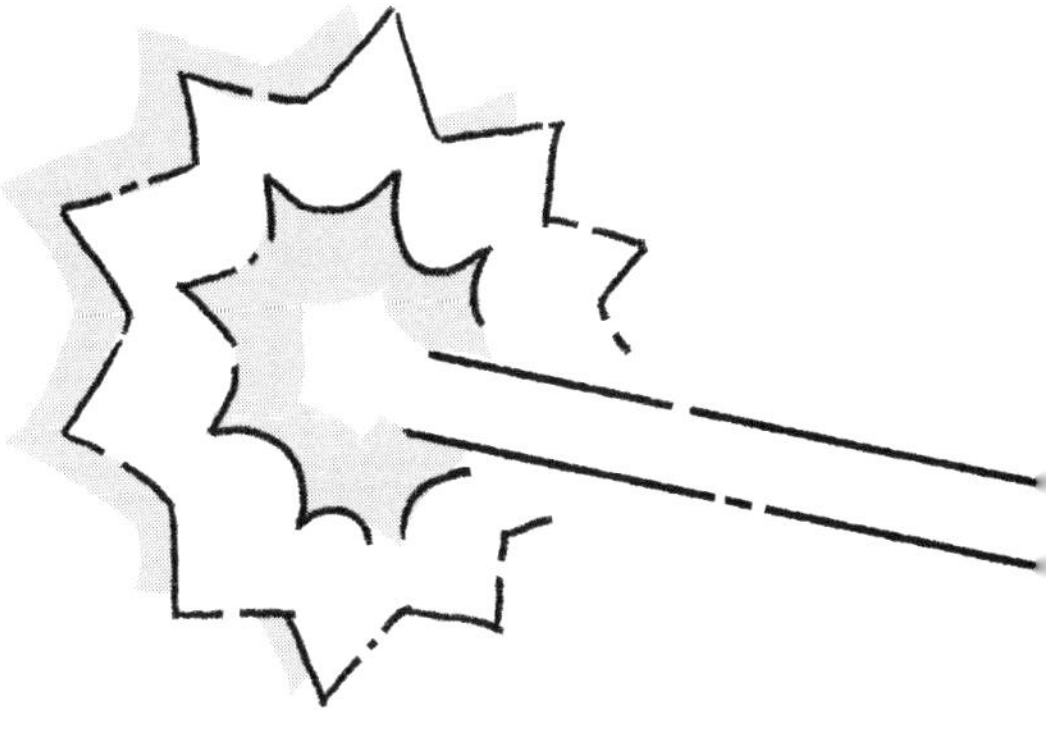

初見でストーリーだけ見ても面白いのに、
色々調べてみると、
実は主人公の設定は○○であって、
そこのシーンは○○の意味があるんだよとか、
実は、そのシーンで発した言葉は
○○という二重の意味があったとか……。

**二度、三度観ても**
**飽きることがないばかりか、**
**違う面白さが出てきます。**

だから日本のマンガ、アニメは面白くて
世界でも人気があるわけです。

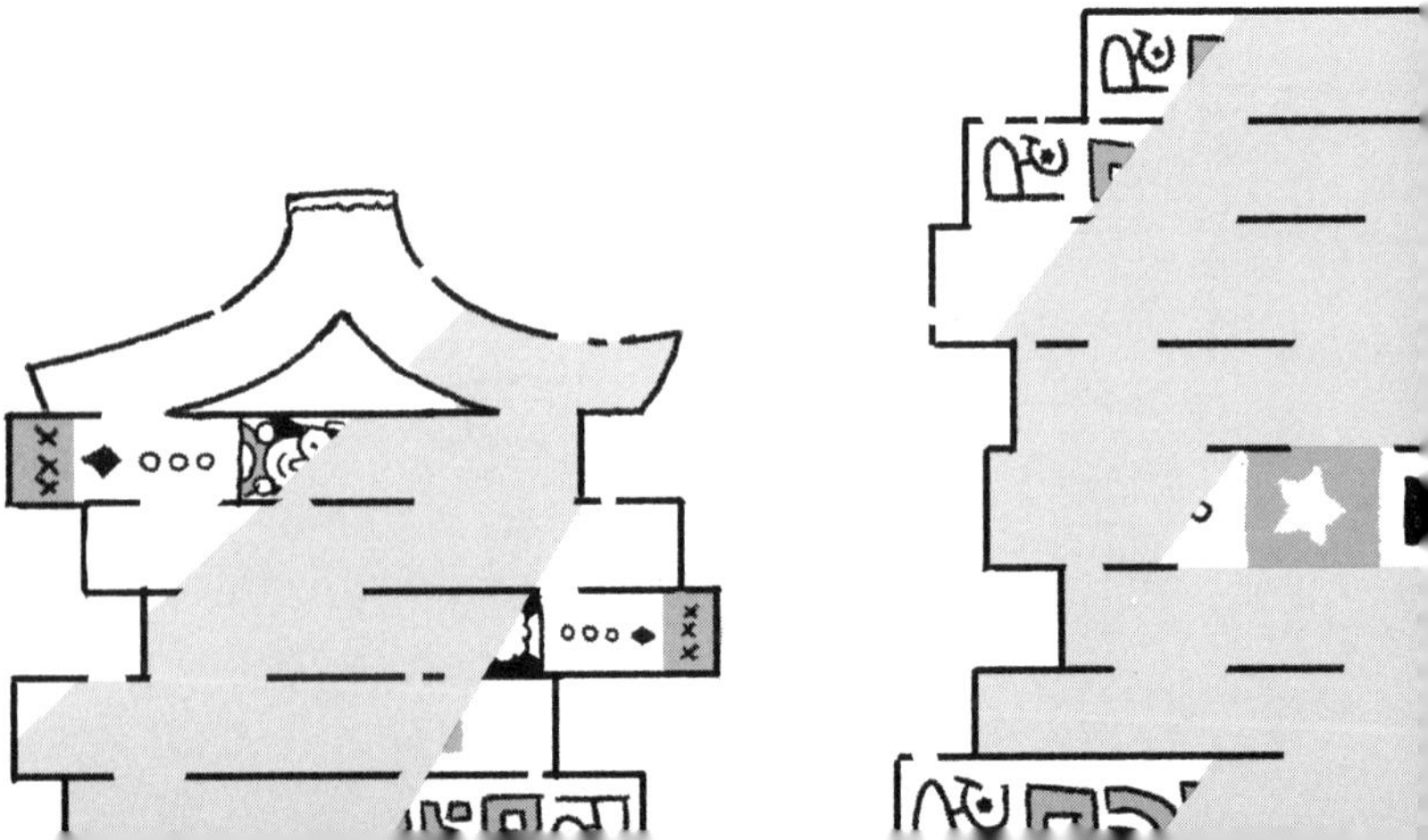

**絵柄も、細やかで繊細ですよね。**

アメリカなど外国の
マンガやアニメといいますと、
ド派手で、色や派手さで
人を引き寄せますが、
深さや繊細さというと、
日本のコンテンツに
勝るものはない気がします。

やはり日本の繊細さは、
日本の独特の文化だと思いました。

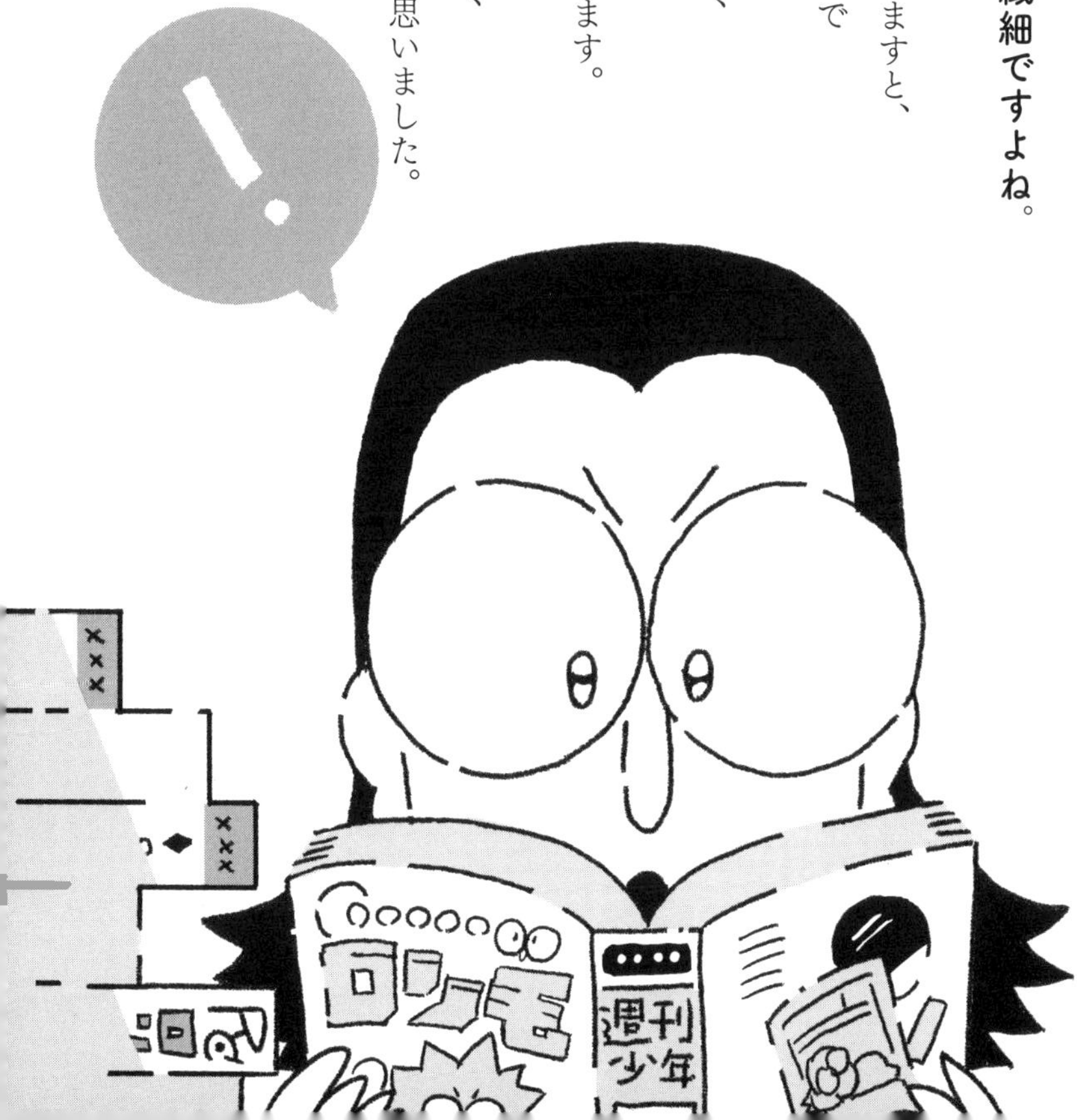

# ロン毛メガネ青年が驚いた、日本の「すごい技術」とは？

そして、私は日本に来てヘアメイクの専門学校に入って勉強を始めたことで、さらなる繊細さに出会って、びっくりすることになりました。

今はフォトショップなどのアプリで、誰でも簡単に写真の修正が可能です。でも昔は、よくも悪くも写真の修正って、そこまでできませんでした。

だから、撮影の際は、メイクさんの「こだわり」と「腕」で何とかするしかなかったんです。

**日本のヘアメイクの技術は、すごいですよ！**

アイラインはまぶたの際ギリギリまで引く、ファンデーションの色は既製品から選ぶのではなく、自分たちで調合してモデルさんの肌にぴったり合った色をつくるなど、様々な技があります。

これらは、日本の美容業界では当たり前のことですが、**その技術を持って外国で仕事をすると、めっちゃくっちゃ褒められます。**

**それくらい、繊細で素晴らしい技術なのです。**

ずっと日本にいると、それが当たり前なので、その繊細さ、細やかさに気づかないものです。

繊細さがあるゆえ、日本には職人や職人肌の人が多いのだと思います。また、日本のサービスの細やかさやレベルの高さも、世界的に有名です。

# 時間は守って当たり前。
# えっ!? 本当ですか？

香港から来日したとき、実は日本の電車、バスの「時間に対する厳密さ」にもびっくりしました。ダイヤを見ると、数分刻みで細かく書かれていますよ。

実際、電車もバスも決まった時間にちゃんと来るので、びっくりしました。

これが香港ですと、ダイヤには「何時何分」までは書かれていますが、その時間通りにバスや電車が来ることは、正直少ないです！

**日本より、もっとゆるくてアバウト**なんですね。

そして、日本では電車やバスだけでなく、**一人ひとりもすごくキッチリしてる**と感じます！

特に時間を守ることについては、日本人の右に出る国民はいないかもしれないです！日本に来て新鮮だったのは、何事に対しても早め早め、例えば5分前行動、10分前行動が、自然に身についている人が多いということです。

待ち合わせをすると、それが特にはっきりあらわれます。相手を待たせないように、約束の時間の前に着いておいて、相手を待っていてくれる、などは、よくあります。

## 遅刻をしても、お互い気にしない香港人

**香港では、全然そうではなかったです。**

例えば、10時に約束しても、多くの人は10時に家を出たり、時には10時に着替え始める……、なんていうのは、普通でした！

時間をきっちり守る人は、ほとんどいなかったです（笑）。

というわけで、約束通り時間を守った人は、9割待たされます。

そして、遅刻してきた人はというと、

「あー、ごめん」

**「早く着いてたんだったら、先に行けばいいのに」**

という感じ。申し訳ないという気持ちはあんまりなくて、正直、めっちゃ軽いです（苦笑）。きっと、日本じゃあり得ない感覚なんじゃないかなと思います。

**日本人は、自分が遅刻をすると、ものすごく罪悪感を覚える人が多いなと感じます。**「相手の時間を奪ってしまう」という感覚なのでしょう。

だからでしょうか、

## 相手が遅刻するのは許せても、自分が遅刻するのは許せない人が多いな

という気がします。

# 「完璧」＝「正しい」ではありません！

私は日本に来て10年以上経ちます。やはりだんだん、無意識に日本の繊細さに染まってきているみたいです。

なぜそう思うかというと、久々に会う香港の友達や親戚などに、「ずいぶん日本っぽくなったね」「気配りがすごいね」とよく言われるからです。

よくも悪くも、香港や北京の人は、日本人と比べて大雑把《おおざっぱ》。融通《ゆうずう》が利きやすくて、物事をはっきり言いますし、不満や文句があれば、直接話し合って解決しようとします。

**「あなたはどう思ってるの？」**

**「じゃあ、どうすればいい？」**

と、どんどん距離を詰めてくる。コミュニケーションを取ることを面倒くさがらないから、人と人の距離の縮み方が、日本とは全然違います。

日本ですと、

「これ言ったら、あれかな……」

「もしかしたらイヤなのかな……」

「嫌われるかも……」

と、行動する前に考えすぎてしまって、なかなか行動に移ることができない人が多いと感じます。これって、心の中に壁がありますよね。

しかも、**相手はまだ何も言っていないのに、相手の心の内を勝手に想像して、自分で自分の心を削《けず》っている人が多い。**そんな印象があります。

## 繊細すぎると、「心の消耗」が激しくなる

また、繊細な人は、変に自分に厳しくなってしまうことがある気がします。

例えば、線を引くときに少しでもズレたらイライラしたり、気分が落ち込んだりする人を、私はいっぱい見てきました、
完璧を求めるのはすごいことですけど、

## 「完璧＝正しい」ではない気がしますよ！

日本の侘《わ》びさびのように、「欠けた部分があるからこそ美しい」という考え方もありますよね。

つい気にしすぎてしまったとき、ぜひ思い出してほしい考え方ですよ！

細やかさは、日本の文化の一つといっても過言ではないと思いますが、素敵である反面、マイナスの働きをもたらすこともあります。

# なぜ、しんどくなっている人が、こんなにも多いのか？

世の中の物事には全て陰陽があって、繊細さも例外ではないです。**いい面があれば、悪い面もあります。**

**日本の人は、繊細だから、心が疲れている人が多いんじゃないかな**と感じました。

繊細だから、人の気持ちを考えすぎたり、周りを気にしすぎたり、他人に迷惑をかけないようにと、日々の生活の中で無意識に気を使いすぎているのではと思います。

反対に、香港人はよくも悪くも、物事をはっきり言います。

「日本人と香港人、一体何が違うだろ⁉」

と考えたときに、恐らく、**香港人の多くは自分を大切にしていて、優先順位が、他人より自分のほうが高いのだ**と思います。

## しかし、誤解しないでください！

香港人は自己中心と言いたいわけではないです。

**香港人は人間性が高くて、思いやりがある人がとても多くて、基本的に優しいです。**ただ、日本のように繊細すぎるということが少ないだけです。

「私は今、他人に迷惑をかけてるんじゃないだろうか」

「他人は自分のことどう思っているだろ⁉」

こんなふうに、自分より周りを気にしすぎることはあまりない、と言いたいのです。

# 「あれ、これ違うんじゃない？」をすぐ言える人、言えない人

例えば、美容室に行ったとき。

もし、自分がオーダーした髪型と違う感じになったり、ヘアカラーの色味が自分のイメージしていたものと違ったりしたとき、あなたならどうしますか？

日本では、「何か違う……」と思っても、それを美容師さんにはっきり指摘するのをためらう人が多い気がします。

はっきり指摘すると、相手との関係が気まずくなる、相手が傷つく。

相手を傷つけたり、場の空気を悪くしたりするくらいなら、たとえ内心では「もう二度と来るもんか！」くらいに思っていたとしても、その場ではグッと我慢して、言

いたいことは胸にしまっておく。そうして、もう二度とお店には来ない……。

日本人のお客さんには、こんな人が多いと思います。

香港ではそんなとき、お客さんは「ちょっと違いますよね」とはっきり言います。自分の違和感を言葉にして、美容師さんに伝えます。

そして、美容師さんが解決法を探して、ちゃんと直してくれたら？

**「あの人は信頼できる！」**

**そう判断し、今度もその人を指名して担当してもらう。**

そんな人が多いです。

## 例えばレストランで
## ——日本人と香港人の違い

または、レストランで注文したものと違うものが来たとき。

「あれ⁉　私これ注文してないけど、間違ってるのかな」

そう思っていても、

「せっかくつくってくれたし、間違ってるって言うの悪いかな」

「食べられなくはないから、まあいいか」

そう他人の気持ちを考えてしまって、言いたいことを我慢する人がいると思います。

そうして、自分の食べたいものを我慢して、出された料理を黙って食べる人もいるでしょう。

対して、香港では、はっきり言う人が多いです。

**「あれ？　私これ注文してないですけど、間違ってるんじゃないですか」**と。

確かに、せっかくつくってくれたものだし、食べないともったいないし、指摘するとスタッフが店長に怒られるかもしれないです。

けれど、それは相手が間違ってるから起こったことで、仕方がないです。こちらが心配することではないと思います。

というか、今後同じ過《あやま》ちをしないために、つまり相手のためにも、はっきり言ったほうがいいかもしれない、と私は思いますね。

# 日本人にはもっと「いい加減になる練習」が必要

このように、繊細さがあるから、他人に気をつかいすぎてしまう、周りの目を気にしすぎてしまう、自分の感情を抑えて我慢してしまう人が、日本のほうが多いのではないかと思います。

私は、日本で生活して、気づいたことがあります。

繊細さは、生活面ではいいことが多いですが、精神面や人付き合いという面から見ると、**ちょっと、個人への負担が大きいのではないかな……**ということです。

先ほどもお伝えしたことですが、

# 正直、もう少しくらい、雑になってもいいかなと思います。

特に考えすぎる人、思い悩みやすい人は、他人のことを気にしすぎている場合がとても多いです。

考えてもわからない、悩んでもわからないのに、自分の心を削らないでください！自分の首を絞めないでください！！！

少し心を開いて、もう少し雑になってみてください!! 壁を全部壊さなくていいですが、**今よりは1～2枚ほど崩してみてもいい**と思いますね。

人間は一人じゃ生きていけないのです。

**ガンガン周りに頼って、迷惑かけまくって、かけられまくって、もうちょっとラクになりましょう。**

COLUMN

## 「北京のタクシー運転手さん」に学ぶ、肩の力を抜く考え方

私は21歳の頃日本に来ましたが、ずっと日本にいたわけではなく、実は途中、北京で3年ほど仕事をして暮らしていたことがあります。東京から北京に移った当初は、日本の細やかさに慣れていた私は、北京のサービスをめっちゃ雑に感じたことがありました。例えば、どんなときかというと……。

北京に住んでいたとき、こちらではタクシーが安かったのでよく利用していました。北京のタクシーってものすごくラフでした。まだ車が目的地に着いていないのに、

「もうすぐそこだから、ここら辺で降りてくれないか。おれ、もう家に帰りたいわ」

と運転手さんに言われたことが何度もあります。

それどころか、タクシーをつかまえて目的地を告げたら、

「そっちには行きたくないから、別のタクシーを探してくれ」

と断られたことさえありました。しかも、一度や二度じゃないです！

ここまでいくと、さすがにちょっとゆるすぎるかもしれないですが……。

自分が気にしすぎるほうだという自覚がある人は、いっそ、この運転手さんくらいのほうが、生きやすくてラクかもしれません！（笑）

私自身、いったんこのラフさ、いい加減さに慣れると、「北京、めっちゃ過ごしやすい！」と思いました。3年後に日本に戻ってきたときは、感覚のギャップにしばらく戸惑《とまど》いを感じていましたね。

ずっと日本にいると、この細やかさが当たり前になって、それが普通、世の中のスタンダードだと思ってしまいそうになることがあると思います。でも、これはある意味、感覚が麻痺《まひ》しているのかもしれません。

試しに一度、海外に出てみると、日本の繊細さ、すごさがわかります。

だから、あんまり「これくらいできなきゃ！」「これくらいやって当然！」だなんて思わないで。自分に厳しくしすぎないで！

自分を追い詰めすぎず、時にはリラックスさせてあげてくださいね。

第2章

# ロン毛メガネ流「鬼メンタル」のつくり方

## 自分と他人を認めて、ラクになるヒント

# 「スポンジになりなさい」という私のお父さんの教え

本書では、心を強くすることを「**鬼メンタル**」と呼んでいます。

しかし、注意してほしいことがあります。

私がいう「鬼メンタル」というのは、鬼のように強い！

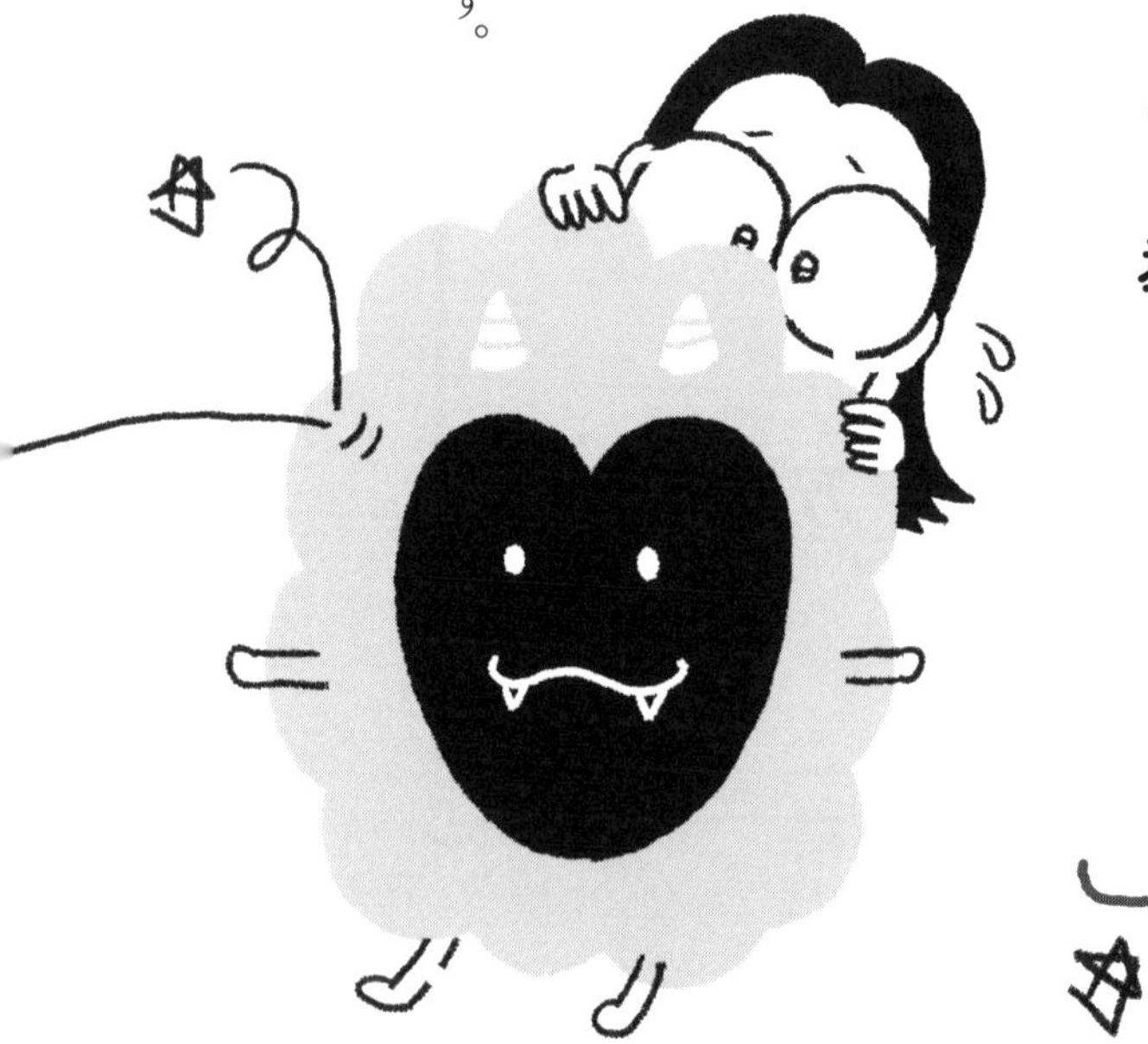

鬼のように何があっても倒れない！
砕《くだ》けない！
ということではありません。

私のお父さんの言葉を借りますが、
子供の頃から、私はお父さんから常々、

## 「スポンジになりなさい」

と教わってきました。

スポンジは、衝撃を受けても
簡単には砕けません。
**逆に衝撃を吸収してダメージを和らげます**よね。
要は、

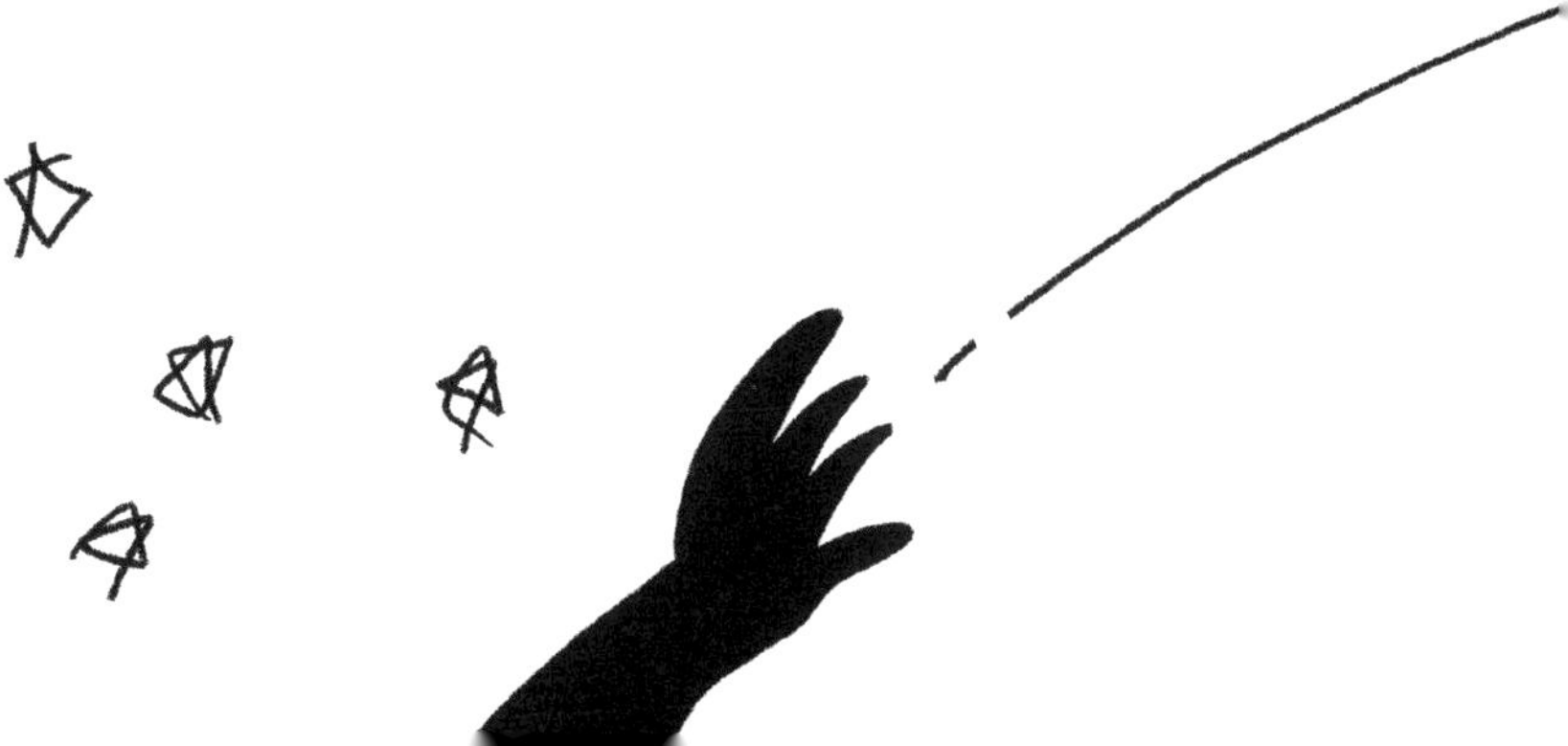

**心を固めないで！**
**こだわりすぎないで！**
**拗《こじ》らせないで！**
ということだと思います。

**常に柔らかさ、余裕を持って、**
**物事を考える、受け入れる、**
**そして許すことです。**

## ある程度のことなら
## 思い切って「手放すこと」も大事

もちろん、許せない状況もあると思います。
しかし、こっちが許さなくても

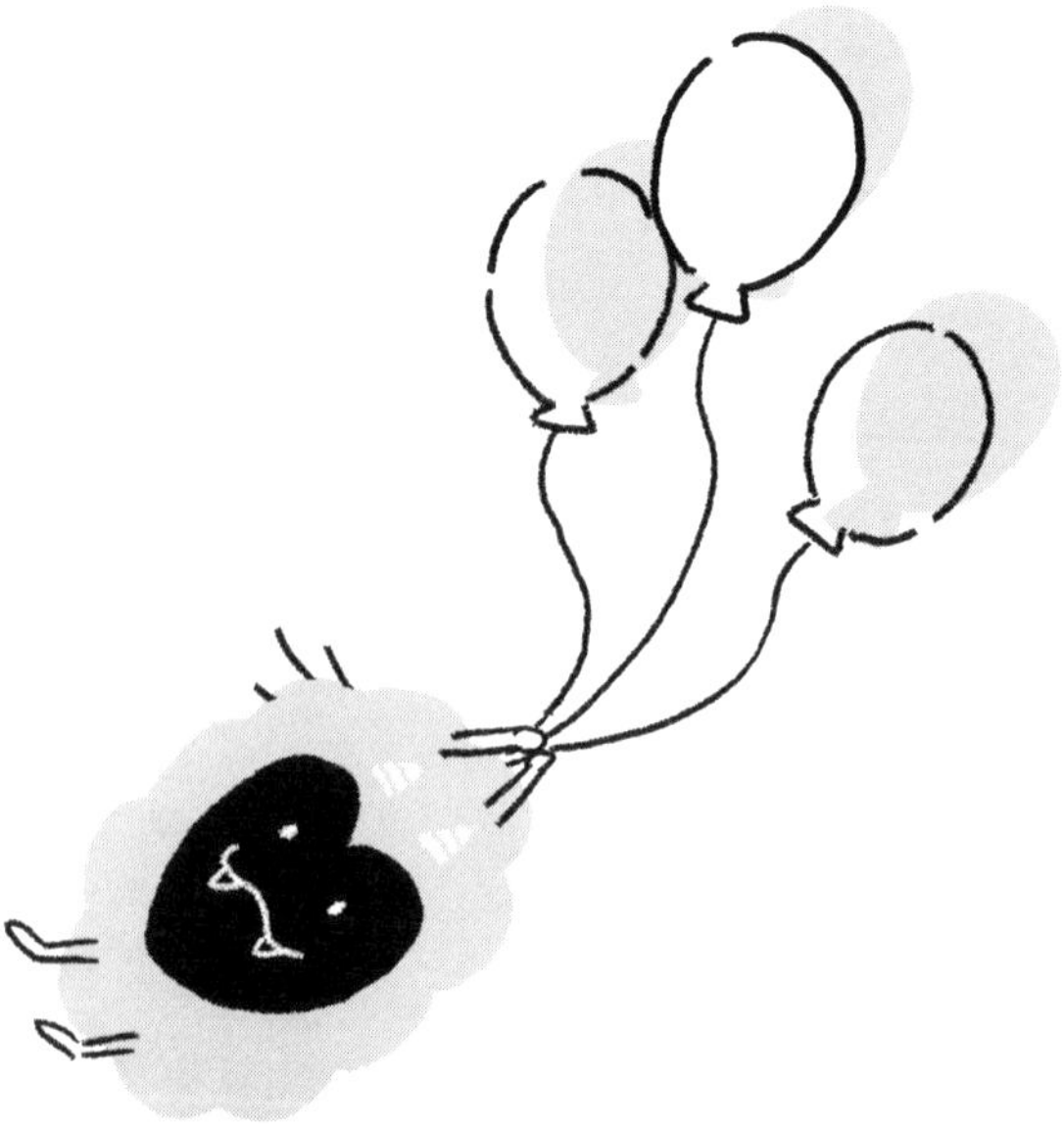

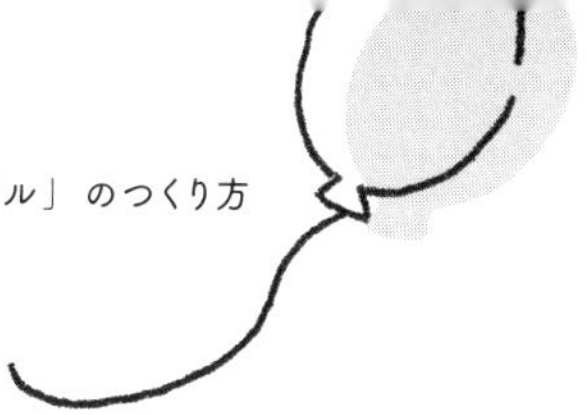

相手は何も思わないし、
そうなると、許せないという気持ちを
持ち続ける自分がしんどいだけです。

ある程度のことなら、
「許すこと」を選んで、
**相手も自分もさっさと**
**解放してあげたほうが、**
**賢明な選択かもしれない**ですね。

本章では、鬼メンタルな人を
ご紹介しながら、
まずは本当の「心の強さ」について、
私なりに定義してみたいと思います!

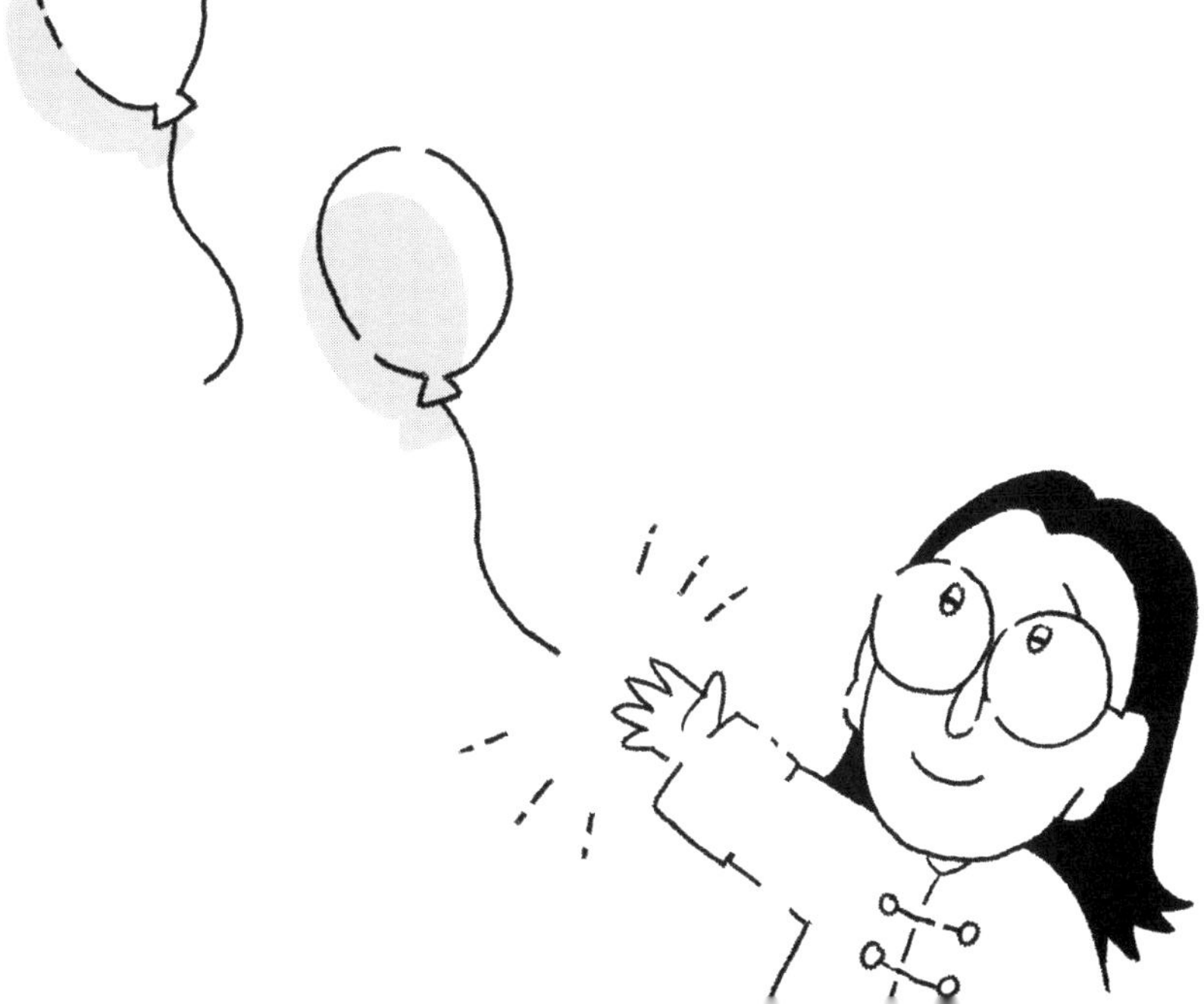

# 「香港人はメンタルが強い」は本当か

さて、私は香港出身だと、すでに申し上げました。

香港人は、日本人に比べると心が強い人が多い、とよく言われるそうです。

正直、香港人全員が鬼メンタルかと聞かれると、そうでもないです！

しかし、**本当に「メンタルが強い人」は多い**と思います。なぜそう思うかというと、私の周りの友達も、親戚も、口グセがこんな感じだからです。

**「なっちゃったらしょうがないじゃん」**

**「何とかなるでしょ」**

**「起こったことは反省するが、引きずらない」**

こんなノリの人がとても多いです。その中でも特に、うちのおじいちゃんは鬼メンタルの代表者だと、自信を持って言えます！

## 私のおじいちゃんは、〝鬼メンタルの代表者〟なんです！

お父さんから聞いた話ですが、実は私の家は、おじいちゃんの代まではお金持ちだったのだそうです。

元々おじいちゃんは、豊かなお家のお坊ちゃんでした。その時代、字を読める人はまだ少なかったのに（そもそも、学校に通える人自体が少ない時代だったのです）、うちのおじいちゃんは、なんと、家庭教師を雇ってもらって自宅で勉強をしていました！

それほど、おじいちゃんの家はお金を持っていたようです。

しかし、第二次世界大戦が終わって、中国国内の内戦である文化大革命があり、おじいちゃんたちは、中国からマカオまで逃げました。

逃げたのはいいのですが、おじいちゃんはお金の浪費と女遊びが激しかったらしくて、結局、香港までやってきたときには、ほとんど無一文だったようです……。

結局、おじいちゃんは、一緒に逃げてきたおばあちゃんと事実上離婚しました。

（というのは、正確にいうと、法律上は離婚してなかったのです）。

おばあちゃんは市場で八百屋さんをして、おじいちゃんは自転車の修理をしながら、東洋医学を勉強して、中医師になったわけです。

## 「私のおじいちゃん」のつよつよエピソード

そんなおじいちゃんですが、香港で個人の中医病院のオーナーになりました。私も、小さいときにはよく遊びに行きました。

しかし、私が知っているだけで、3回ほど女性に騙《だま》されて、お金がなくなっています。そのために、お店が潰《つぶ》れたこともあります。

何度騙されても、おじいちゃんはいつも、こう言っていました。

**「相手もきっと、やむを得ない理由があったんだろ」**

**「これで相手が救われるなら、それでいい」**

**「しょうがない」**

あるとき、おじいちゃんを騙した女性が深刻な体調不良になり、中医師のおじいちゃんに助けを求めてきたことがあります。すると、おじいちゃんは……、

**なんと、その女性を無料で見てあげたばかりか、**

**薬まで無料で出してあげたのです!!!**

おじいちゃんが人を助けたのは、そればかりではありませんよ。

さっき触れたおばあちゃんは、おじいちゃんの女遊びが嫌いで別れたのですが、結局、自分の体調不良のときにはいつも、おじいちゃんを頼っていました。

そんなとき、おじいちゃんはいつも、おばあちゃんの家まで出かけていって、丁寧に診察してあげていました。

小さい頃は、不思議なおじいちゃんだなと思っていましたが、今思えばすごく尊敬できる、**私の自慢のおじいちゃん**です。

# 誰でも「鬼メンタル」になれる⁉「本当の強さ」を手に入れるヒント

話を戻します。私が何を言いたいのかというと……、強い心を持つ。鬼メンタルになるには、まず**「許す」「受け入れる」ことが大事だ、ということです。**

今度は、うちのお父さんの話をさせてください。

私が小学生の低学年までは、お父さんはプラスチック工場のオーナーでした。家も豊かでした。

そうです、実は私は〝なんちゃって坊ちゃん〟だったんです（笑）。

しかし、あるときお父さんは自分の兄に騙されて、工場を奪われてしまいました。家にお金がなくなり、仕事までなくなった時期がありました。結局、お父さんは外資系の運送会社の配達員になり、定年までそこでコツコツ働きました。

自分を騙して大事な工場を奪った自分の兄と争ったり、奪われたものを奪い返そうとしたりはしなかったのです。

うちのお父さんは、おじいちゃんと全く同じ対応をしたわけです。

**「彼（兄のこと）も何かの事情があったんだろ」**

**「なくなったことは、仕方がない」**

**「何かをなくすということは、決して悪いことじゃない」**

こう言っていたのが、今でも記憶に残っています。

## 「心の強さ」がないと、優しい人にはなれない

なぜ怒らないんだろ！

優しすぎだろ！
お父さん弱い！
……と、当時小学生だった私は思いました。

でも、大人になった今ならわかります。それは、決して弱さではない。弱さというより、優しさかもしれないですね。繰り返しますが、決して弱さではない。
それどころか、**相手を許す、事実を受け入れる、そして、何とかなると思える「心の強さ」があったからできたこと**だと思いますね。

私のお父さんは、とても強い人です。
まさに、**鬼メンタルの持ち主**なのです。

# 心は、固くなるとすぐ折れる

　ここで、うちのお父さんのお姉さん、つまり私のおばさんの話をします。この人は、うちのお父さんと正反対な感じの人です。

　おばさんは、私のお父さんが騙されて工場を奪われたときも、おじいちゃんのお店が騙されてなくなったときも、誰よりも怒り、騒いでいました。

「あいつ、許せない！」

「なんてことをするんだ！」

　と、誰かと会う度に昔のことを掘り起こして文句を言い、自分の正義を熱弁する人でした。

**騙された本人からすれば、それはもうすっかり過去のことで、相手のことをなんにも恨《うら》んでいないのに……。**

おばさんは、自分に関係ないことまで「許せない！」と、いつまでも根に持っていました。

## おばさんという「反面教師」が、私に教えてくれたこと

実は私は、このおばさんとは10年以上前に縁を切っていて、今は全然会っていないです。なぜ縁を切ったかというと、私が日本に留学しようとしたときに、なぜか彼女が猛反対してきたのがきっかけです。

なぜ、おばさんは私の留学に文句を言ってきたのか？

直接の理由は、「**お金**」です。

うちのお父さんは工場をなくしましたが、配達員をしながら働き、休みの日にはタ

クシードライバーのアルバイトをしてお金を稼ぎました。私のお母さんは会計士なので、働いて家計を支えてくれました。

決して裕福な家庭ではなかったですが、私が節約すれば、留学できなくもなかったのです。

おばさんの家も、夫婦2人で働いていましたが、子供を留学させるほどには家計に余裕がなかったようです。それで、**自分ができないことを、他人がしようとするのが、許せなかった**のでしょうね。

だから、私が留学しようとするのが受け入れられなくて、うちの親に猛反対してきて、自分の子供のことでもないのに、文句をいっぱい言ったわけです。さすがにこれには、温厚なうちのお母さんもキレました。

こうして、私はおばさんと縁を切ることになりました。

結局、彼女は周りの人からどんどん嫌われていき、自分の子供にまで嫌われてしまいました。**そうして結局、おばさんの周囲からは人がいなくなってしまいました。**

# 固くなったままでは、「本来の力」を発揮できない

おばさんはいつも心が固くなっていて、少しの衝撃でも、すぐ砕けてしまいそうになっていました。本人にもそれがわかるから、それを恐れて、常に心配していました。

**「相手が悪いことをしてくるんじゃないか」**

**「自分に対して悪意があるんじゃないか」**

**「私を攻撃してくるんじゃないか」**

……と、いつも被害妄想になりかけていました。

私は、鬼メンタルの持ち主であるおじいちゃん、お父さんだけでなく、その正反対

だったおばさんを見たことで、お父さんが教えてくれた「スポンジになりなさい」という言葉の意味を、理解できた気がします。

# スポンジやスライムのように、ふわふわ、ぽよぽよになること！

**そうすることで、あなたも鬼メンタルを手に入れることができるでしょう！**

そして本書は、あなたが鬼メンタルを手に入れるきっかけになることを、自信を持ってお約束します。ぜひ、最後までお読みください！

COLUMN

## これは、中医師のおじいちゃんから受け継いだ「天命」なのです

さて、はじめましての方の中には、私がなぜ東洋医学をベースとして食事、生活習慣、考え方を発信しているのか⁉ 私はどこから出てきたのか⁉ と疑問を持つ方もいると思います。

ぜひ、少しお時間ください！ ご説明します。

そもそもの始まりは、本章でご紹介した、私の自慢のおじいちゃんです。

実は、私がまだ小さいときに、中医師のおじいちゃんから、こう言われたことがあります。

「ワシの跡を継いでくれないか？ 今から知識も伝えるし、中医師としての経験を積

めるように育ててあげる」

しかしそのときの私は、ファッション、ヘアメイク、デザインなどに興味があって、むしろ東洋医学なんかダサいと思って断りました。

今になって、１０５歳で他界したおじいちゃんに、色々聞きたくても聞けなくて、ちょっと寂しいです。

香港では、漢方養生の知恵は、生活の中に根付いています。

香港人の8割は自分の体質、体調を把握していて、季節やそのときの調子に合わせて涼茶（漢方茶）を飲んだりして、自分で自分のコンディションを管理しています。

ところが21歳で来日した私は、まだ若いうちに、東洋医学や薬膳にくわしい親の元を離れたので、一人暮らしを始めた当初は自炊もあまりできず……。

正直にいうと、食事は適当。日本の文化に染まって、外食やコンビニのお弁当でやり過ごす毎日でした。

ところがある日、体調を崩しました。身長が１７７センチあるのに、体重が47キロまで落ちて、文字通り死にかけたのです。

それで、いったん香港に戻って、漢方薬を飲みながら親の薬膳料理を食べて、3カ月で52キロまで回復し、今は60キロ以上あります。

自分でいうのも何ですが、今、とっても健康的です！

自分が体調不良になったことで、食事や生活習慣、精神状態が、いかに体の健康とつながっているかを、身に染みて体感できました。

この実体験をきっかけに、ＹｏｕＴｕｂｅを通して、自分の持っている東洋医学の知識を発信するようになったわけです。

元々はヘアメイクの仕事をしていましたが、その後、翻訳や通訳の仕事をして、今はこのように本を書いたり、ＹｏｕＴｕｂｅで東洋医学について発信したりして……。

10代のときに断ったおじいちゃんの願いを、30代になった私が、このような形で受け継いでいる。

不思議な巡り合わせですが、これも、運命かもしれないですね。

# 第3章

# 「心の不調」は体から来ている

## だから、「普段の養生」が大事なのです！

# 体と心はつながっている ロン毛メガネ「暗黒時代」のお話

東洋医学では、
**それぞれの感情、情緒が**
**体に影響を与えている**
と考えます。

また、体が弱ってくると、
それが、感情や情緒に変化をもたらすと考えます。
これが東洋医学の面白い部分ですね。

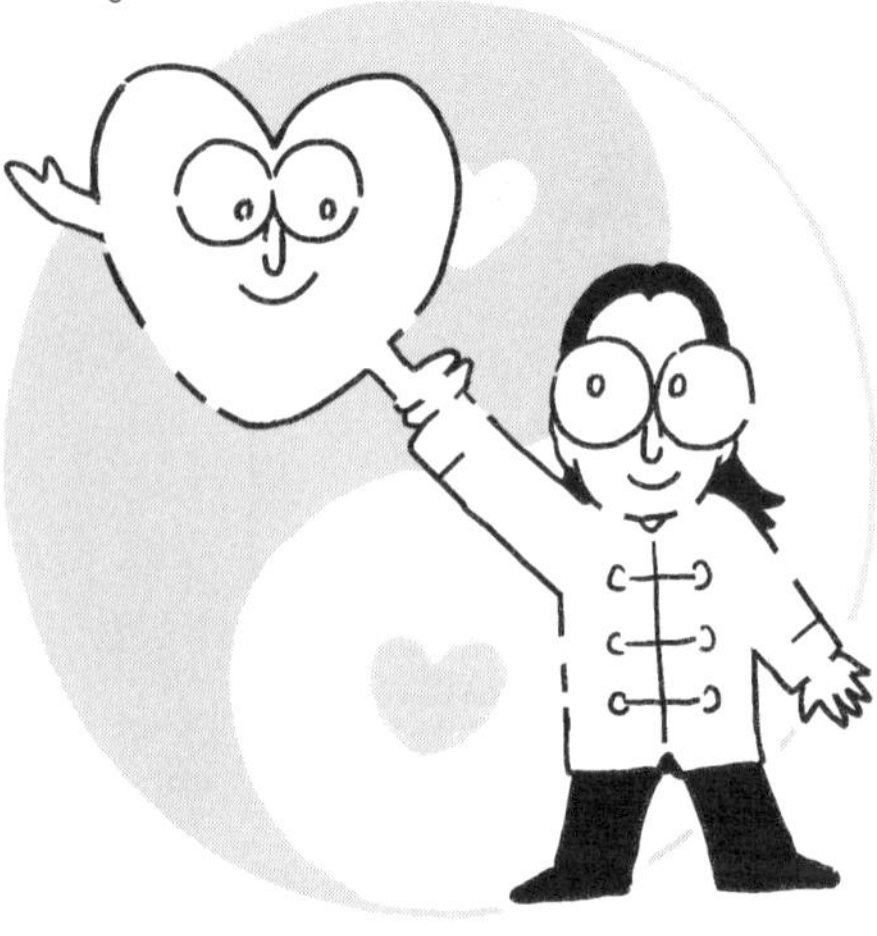

**体と心は円のようにつながっていて、**
**お互いに影響し合っているのです。**

## 暗闇を手探りで進んだ就活時代、そして……

ここで、私自身の経験を話します。

24歳のときに日本の専門学校を卒業して、
就職活動を始めましたが、
これが、なかなかうまくいきませんでした。
10数年前のことですから、
日本にはまだ留学生自体少なかったし、
実際、私の通っていた専門学校には、
当時、私のような留学生で就職できた

先例がありませんでした。
私が参考できる事例が少ない。

日本で就職するには、一体どうしたらいいのか……。

**私は、心細い異国の地で、手探りで**
**進むしかなかったんですね。**

光が見えない闇の中で
彷徨《さまよ》っているうち、
私が留学生として
日本に滞在できる期限が
迫ってきました。
そんな焦りの中、
運よくやっと就職できたと思ったら、

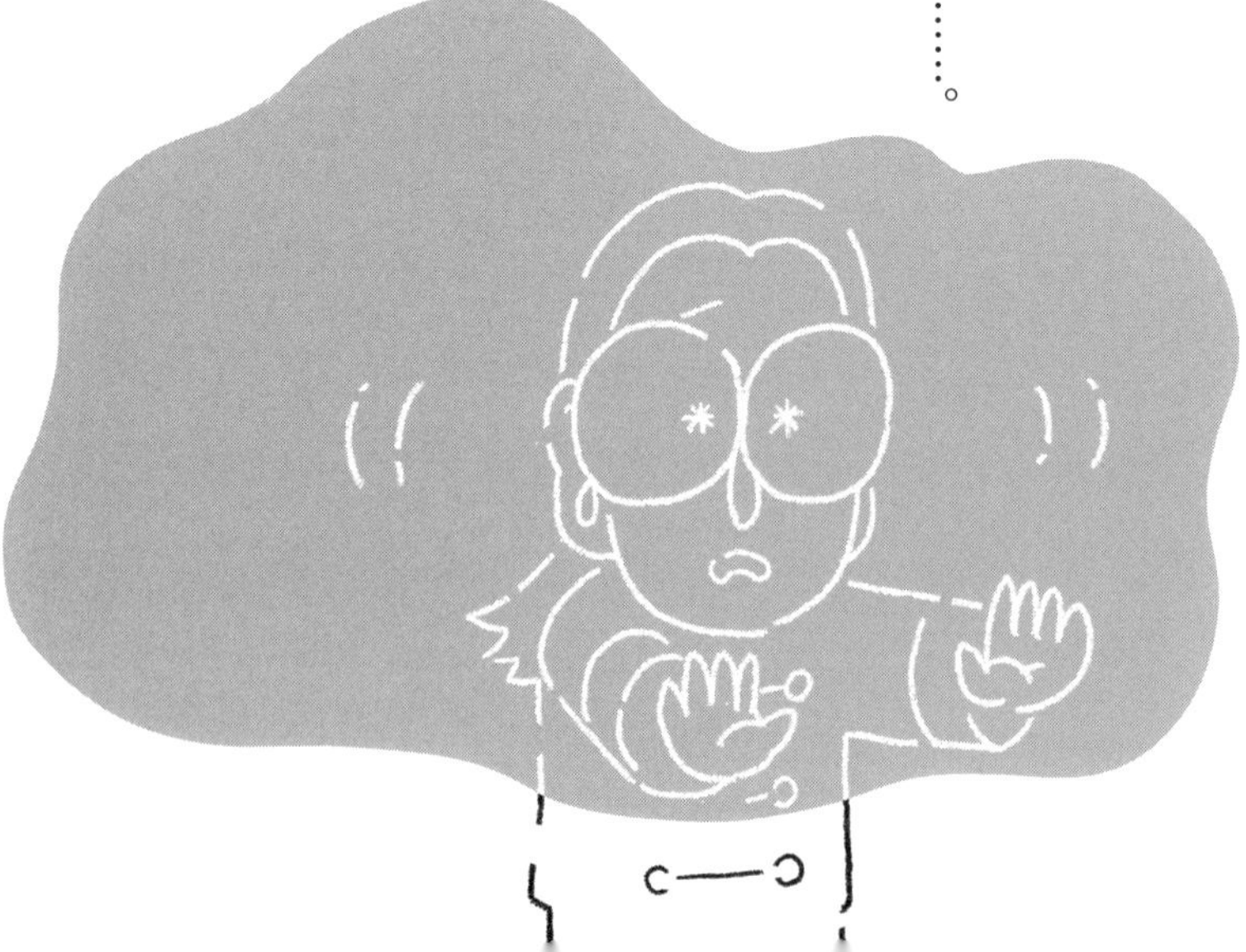

今度は就労《しゅうろう》ビザの壁があって……、
せっかくもらった内定が、
取り消されてしまいました。

## 「元々明るいムードメーカー」も ストレスでこうなる

壁にぶつかってばかりな日々でした。
就職活動が忙しくて、
心は不安と焦りに占拠されて、
ご飯もまともに食べられなくて、
**胃腸が徐々に弱くなってきて、**
**気づいたら食欲がなくなっていて……。**
**私は慢性的に消化不良、下痢気味になりました。**

元々私は中学校、高校のときは
明るく人気者で、クラスのムードメーカーでした。
前向きで、メンタルも強くて、
私の周囲にはいつも友達がいたのです。

でも、この沈んでしまったときは、
**過去の自分が嘘のように、**
**いつも思い悩むようになっていました。**
つい、うつうつと
考えすぎるようになって、
憂うつ気味になって、
軽く拒食症になって……。

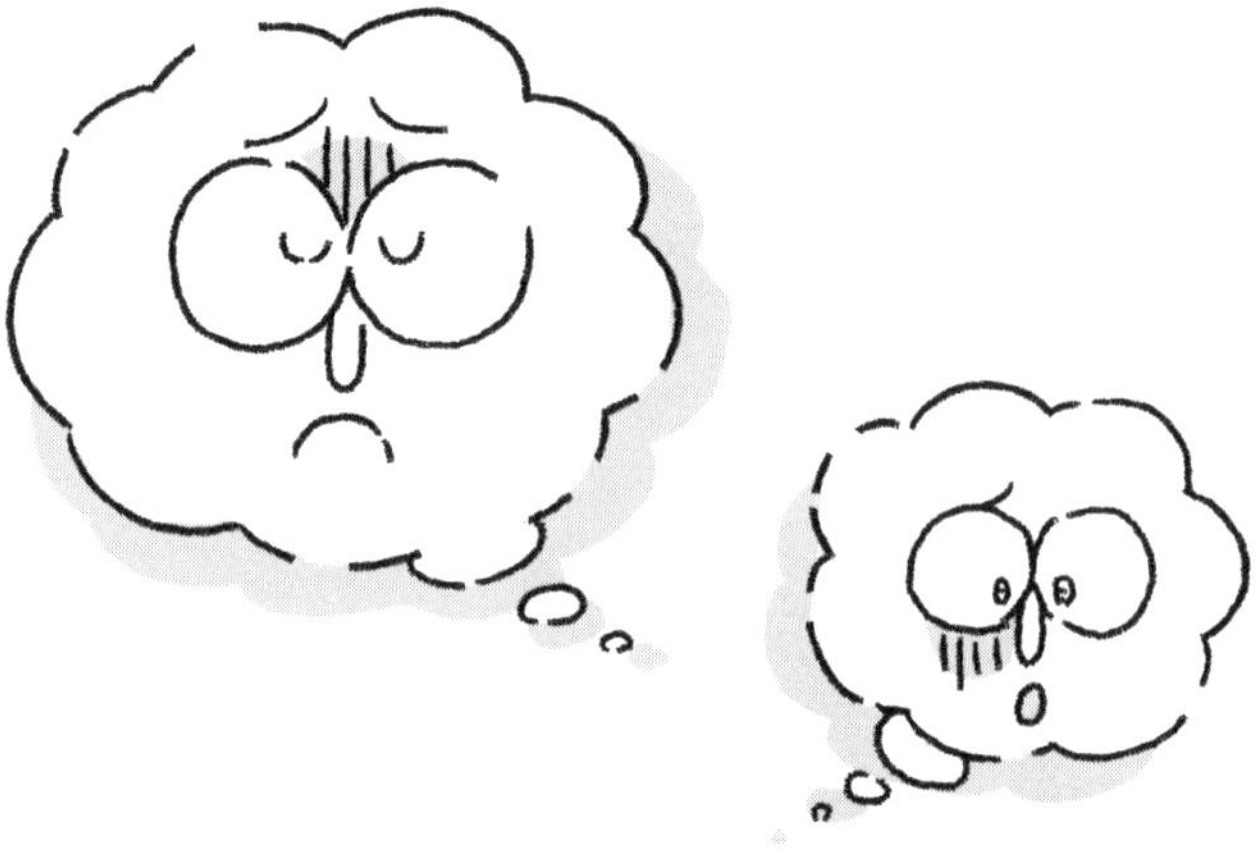

# この頃の私は、うつ病になる寸前でした。

こうなるともう、とても就職できるような状態ではありません。

心配した周囲のすすめもあり、私はとりあえずいったん、香港に帰国することにしました。

香港で漢方薬を飲みながら、親の手づくり料理を食べて、少しずつ胃腸が元気に戻って、気持ちも前向きに戻って……。

そうして、**いつも通りの鬼メンタルに戻った**わけです。

# あの「憂うつ」は<br>どこからやって来た？

胃腸が元気な状態に戻ってから、私はふと、以前の自分を思い出して、不思議な気持ちになりました。

「なぜ、あのときの自分は
あんなに憂うつ気味だったんだろ⁉」

暗闇の真っ只中《ただなか》にいたときは気づきませんでしたが、**体が元気になった今振り返ると、当時の自分がなぜあんなにネガティブな精神状態に陥《おちい》っていたのか、ちっ**

**ともわからなかった**のです。

## メンタルの調子で、「感じ方」はガラリと変わる

東洋医学の観点から解説しますと、恐らく、五臓六腑の「脾」と、七情の「思」の関係性によって、私はうつ病になりかけていたのだと思います（五臓と七情については、この後の第3章と第4章でくわしく触れます）。

簡単にいうと、**胃腸が弱くなったことによって、思い悩むようになって、思い悩むようになったことによって、胃腸がさらに弱くなる**……という悪循環にハマっていたのでしょう。

なので、拒食症の人はうつ病になりやすいし、うつ病の人はやせすぎている場合が多いと思います。

**まさに「体」と「感情、情緒」は、つながっているという証拠ですね。**

## 普段、穏やかな人が怒りっぽくなることも

また、これもよくあるケースですが、ストレスが溜まっているのにうまく発散できないと、「肝」の熱がこもってしまってイライラしやすく、怒りやすい状態になってしまいます。元々怒りっぽい人でなくても、そうなってしまうということです。

これは、「肝」の状態によって「怒り」が生まれたと考えられますね。

このように、感情や情緒は体調に影響を与えますし、逆に、体調が感情や情緒に影響を与えることもあります。

# 東洋医学では「病は感情から生まれる」と考えます

東洋医学では、情緒や感情の変化は、不調につながると考えます。

香港には「病由心生」という言葉があります。

**「病は感情、情緒から生まれる」**

という意味です。

私たち人間が、感情、情緒を持つのは、当たり前のことです。

**太陽が沈んだら月が昇ってくる、**

**ご飯を食べたらうんこが出る。**

**それらと同じくらい当たり前のこと**です。

**自分の中で生まれた感情・情緒の全部を隠す必要はないし、むしろ表に出したほうがいい**です。

現代人の多くは、感情を表に出すのは恥ずかしいとか、大人げないと思っています。

だから、特に仕事中は、自分の感情・情緒に邪魔されないように、抑えよう、抑えようとする人が多いです。

でも、よくないですよ、それ。

それで頑張って**過剰に感情を抑えすぎた結果、憂うつや体調不良につながっている人が、今、すごく多い**わけですよね……。

自然界も同じですよね。太陽が沈まずに24時間ずっとお昼だったり、逆に24時間ずっと夜だったら、イヤなんですよね。植物も人間もおかしくなりますよね。

人間もそれと同じです。

**過剰なのは、よくないのです。**

# 体内の「五臓」が感情を生み出している

東洋医学では、感情をどう捉えているか？

古典『黄帝内経』の中には、七情、すなわち、

**「喜・怒・憂・思・悲・恐・驚」**

という考え方が紹介されています。

これが、いわゆる私たちの「感情」のことです。

そして、それぞれの感情には、所属する臓があります。

「肝《かん》・心《しん》・脾《ひ》・肺《はい》・腎《じん》」の5つあるので「五臓」と呼ばれます。

西洋医学でいう、いわゆる内臓、臓器に似ているような存在ですね（ただし、意味合

いは微妙に異なります）。

## 「五臓」は、私たちの命のベースです

五臓は、東洋医学のベースとなる重要な考え方です。

五臓はそれぞれつながっていて、お互いに影響し合ってバランスを取っています。

また、それぞれに違う働きがあります。

例えば、脾は消化器系で、気血（体を動かし、健康維持に必要なエネルギーや体液）をつくる働き、気血を配る働き、そして消化や食欲に関係する働きを担《にな》っています。

肺は呼吸器系で、呼吸はもちろん、外部から気（エネルギー）を取り入れたり、反対に気を外部に発散させたりする働きがあります。

こうして、**五臓は、私たちの体や精神状態を支えてくれている**のです。

そして、五臓には、所属する七情があります。次項で、五臓と七情の関連についてくわしくご紹介します。

## 五臓のバランス

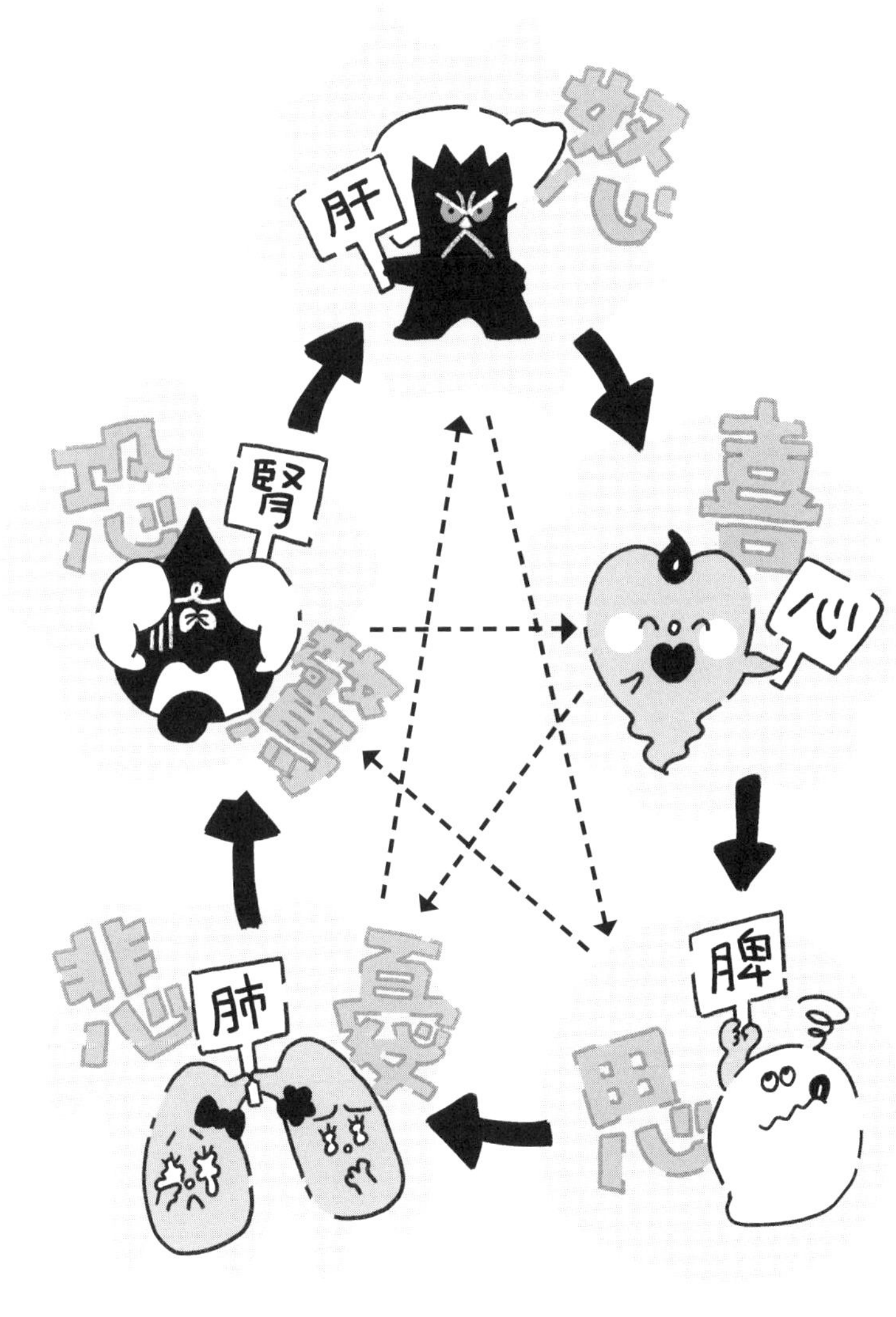


助け合う　抑制する

# 感情は、決して「悪者」ではありません！

『黄帝内経』では、「人有五臓生五氣、以生喜怒悲憂恐」という言葉があり、**五臓の気（エネルギー）が、感情を生み出している**と考えます。

自然界には、季節や天候によって、「寒暑燥湿風」というエネルギーがあります。要は、季節や天気によって、寒さ、暑さ、乾燥などが生まれることです。

**それら天候や季節の変化と共鳴して、私たちの五臓でも、エネルギーが生まれます。**そのエネルギーによって、感情が生まれるのです（季節の変化と、私たちのメンタルの関係、そして季節ごとの過ごし方については第5章でご紹介します）。

## 「度を超える」と、不調につながる

注意したいのは、**これら七情というのは、あくまで外部の物事に対する反応であり、通常は病気や不調を引き起こすようなものではない、**ということです。

ただし、あまりにも突然の出来事や強烈なショック、長期的にマイナスな感情が続く、などの場合は、体と心の許容範囲を超えてしまうので、気血（エネルギーや体液）を大量に消耗したり、巡りを滞《とどこお》らせたりして、結果的に不調や病気を引き起こすわけです。

COLUMN

# 私が、日本の学校のランチタイムで驚愕した話

私が香港から日本に来たばかりのことです。外食に出かけた私は、そこで大きな衝撃を受けました。

それは、お店に入って出されたのが氷水《こおりみず》だったこと。

香港ではこういうとき、温かいお茶か白湯《さゆ》の場合がほとんどなのです。だから、「これが文化の差というやつか！」と、カルチャーショックを受けた記憶があります。

そして日本の専門学校に通い始めた頃、私は、お昼の時間になって、あることに気づきました。

みんな、家から持ってきた、常温の冷めたお弁当を食べています。人によっては、保冷バッグに保冷剤を入れて持ってきた、キンキンに冷えたお弁当をそのまま食べる人も！　また、コンビニでお昼を買う人は、冷蔵ケースから取り出した冷たいおにぎり、冷たいお弁当を、そのまま食べたりもするのです。

私は、それを見て、再び衝撃を受けました！

日本の皆さん、なぜ、お弁当を冷えたまま食べる！？！？！？

なぜ私がこんなに驚いたかというと、これは、香港ではあり得ないからです。例えば、香港では、会社の休憩室には必ずといってもいいぐらい電子レンジが設置されています。だから、昼食は温めてから食べることが普通なんです。

また中学校、高校では、学校の食堂で温かいお弁当を売っていますね。恐らく台湾、中国など中華圏では、冷たいものを食事でとる習慣自体がないのです。だから、冷たい昼食をとっている日本人の同級生を見て、私はこんなに驚いたんですね。

また、同級生の女の子は、ダイエットのためといっては、毎日のように生野菜サラダを食べていました。サラダと一緒に飲んでいる、脂肪燃焼を助けてくれるドリンクも、これまた冷たいものでした。

これが夏なら、百歩譲って理解できますよ。でも、冬でもこのスタイルでしたので、それはいつか体調が崩れてもおかしくないよ……とハラハラしながら見てました。

果たして本当に、冷え性、生理痛、頭痛、むくみ、下痢気味などの不調が出て、学校を休む人がちらほら出ましたね。

つくづく、食べるものは大事だと思いました。（124ページに続く）

# 第4章

# 「感情的な自分」にも
# ○をつけよう

## 東洋医学では、メンタルをこう捉えます

# 「私たちの体が一つの宇宙」とは どういうことか

**東洋医学では、私たちの体は、宇宙や自然界とつながっている**と考えます。

ちょっと想像してください。

自然界では、私たちは寒すぎると火をつけて暖を取り体を温めますし、暑すぎると川や水に入って熱を冷ましますよね。

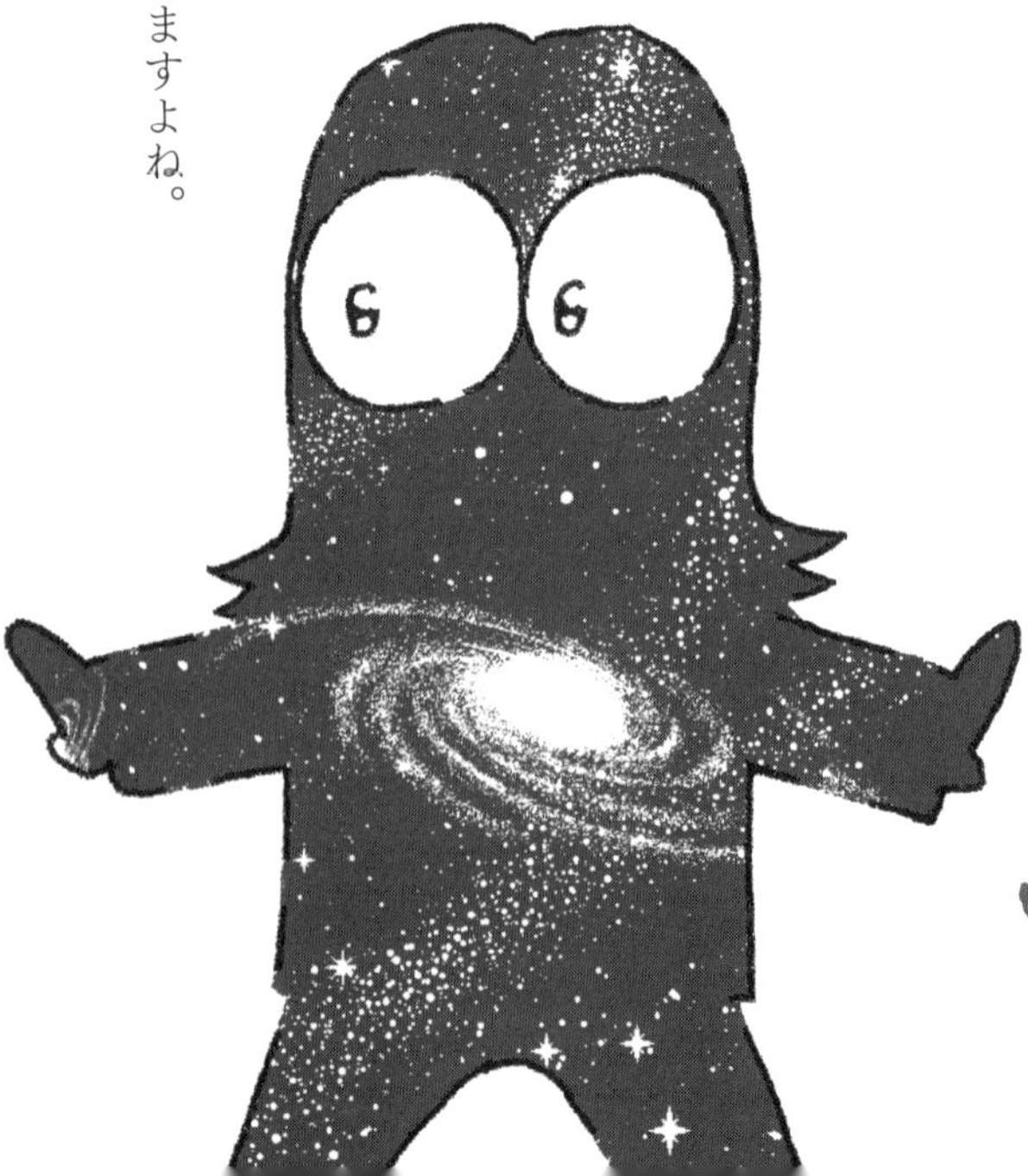

このように、人間は、
常に自然界とバランスを取って生きています。
そして実は、
**東洋医学では、**
**私たちの体もまた、**
**一つの小さな宇宙**とされています。
だから体の中に、五臓六腑が存在し、
それぞれに属性（木・火・土・金・水）があって、
お互いを抑制したり、補佐したりして、
バランスを取っているのです。
**私たちの体のこの仕組みは、**
**まさに宇宙や自然界と同じ**ですよね。
私たちが抱く感情もまた、
この仕組みの中に組み込まれた、大事なパーツなのです。
本章では五臓と七情について、より深く紹介していきます。

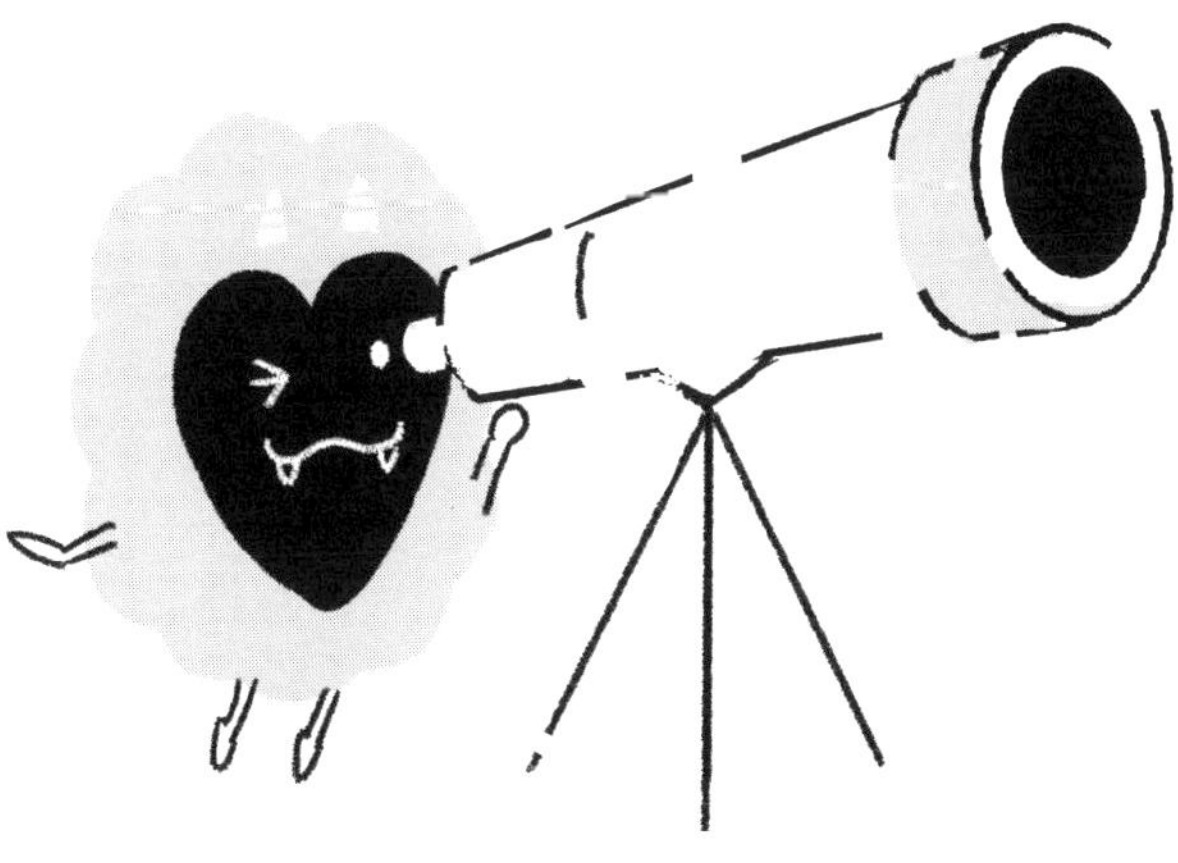

# それぞれがつながり関係し合う ——五臓と七情

五臓には属性というものがある、と前ページで述べました。そして七情、つまり感情にも属性があります。

これは、「五行《ごぎょう》説」という考え方から来ています。五行説は東洋医学だけでなく、風水や東洋占いなどにも使われている、範囲が広くて深い学問です。

元々、五行説は、東洋哲学から生まれた考え方です。

昔の人は、**宇宙の全てが「木・火・土・金・水」という5つの元素からつくられている**と考えました。この5つの元素は、一時も静止することなく、ずっと変化し続けていて、それぞれが相生《そうせい》と相克《そうこく》の関係である、とされています。

## 五臓と七情の関係

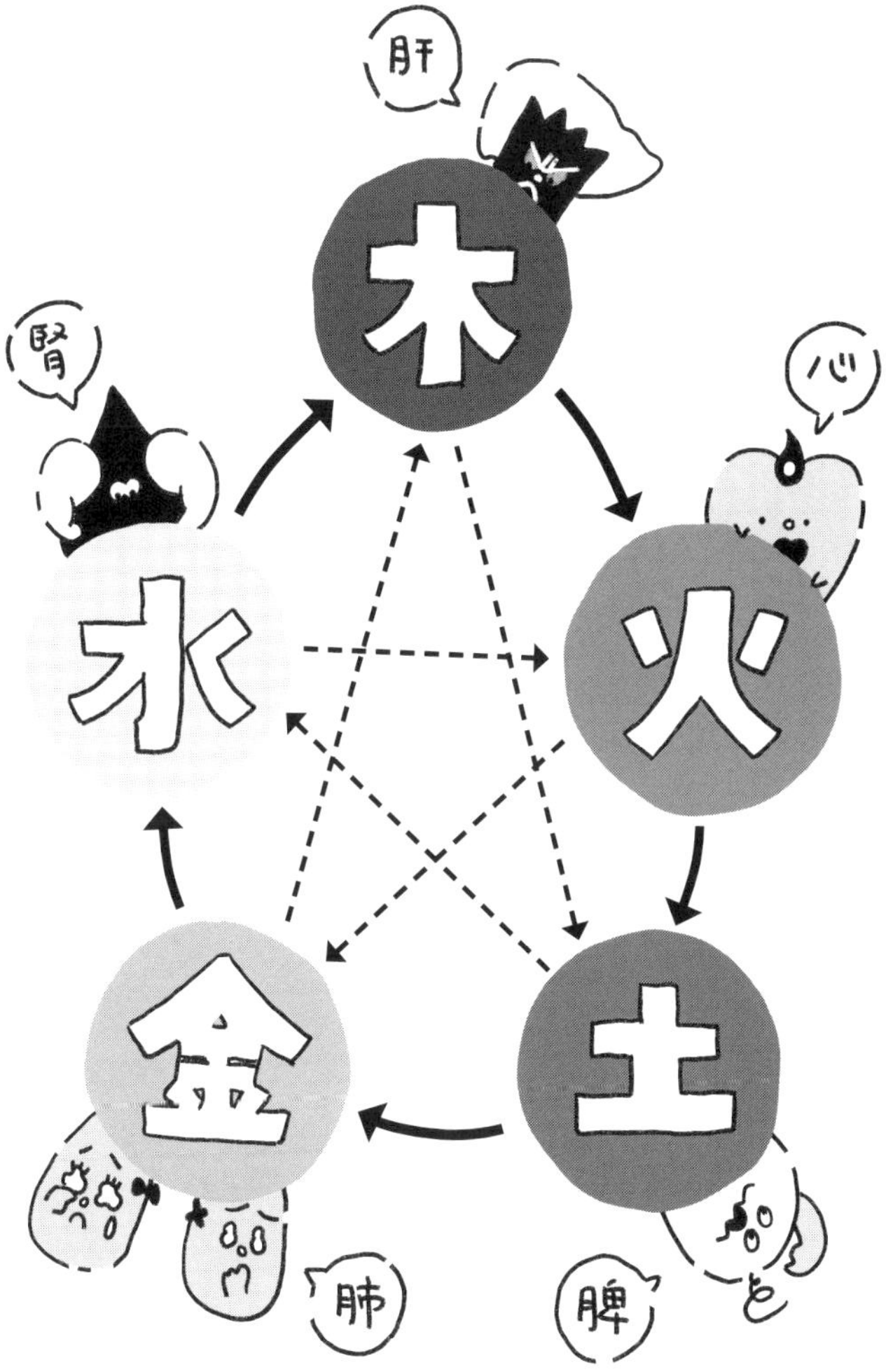


← 助け合う　← - - - 抑制する

相生というのは、**相手を活かす関係性**のことです。

例えば、木は、火の火力を強くするし、ものが燃え尽きると灰が生まれて土になりますし、水は木を育てます。これが、相生です。

反対に、相克とは、**相手を抑制する関係性**のことです。

例えば、水は火を消してしまいますし、土は水を吸い取ります。金は火によって溶けてしまう……などです。

このように、5つの要素が常にお互いを補佐したり、抑えたりすることで、万物はバランスを取っているわけです。

話を、私たちの心身に戻します。繰り返しますが、5つの要素は常に動いていて、絶妙にバランスを取り続けている、と述べました。

それなのに、私たちが、**四季の変化や体調に反した食事や生活習慣を取っていたり、感情を抑えすぎたり無視したり過剰になったりしていると、この五行のバランスが崩れてしまいます。**

こうして、体にも心にも不調があらわれる、というわけです。

# 「過剰な感情」は、健康を損ねる

東洋医学では
「内傷七情」という言葉があります。

過剰に怒ると、肝を傷める。
過剰に喜ぶと、心を傷める。
過剰に思い悩むと、脾を傷める。
過剰に悲しむと、肺を傷める。
過剰に驚き、恐れると、腎を傷める。

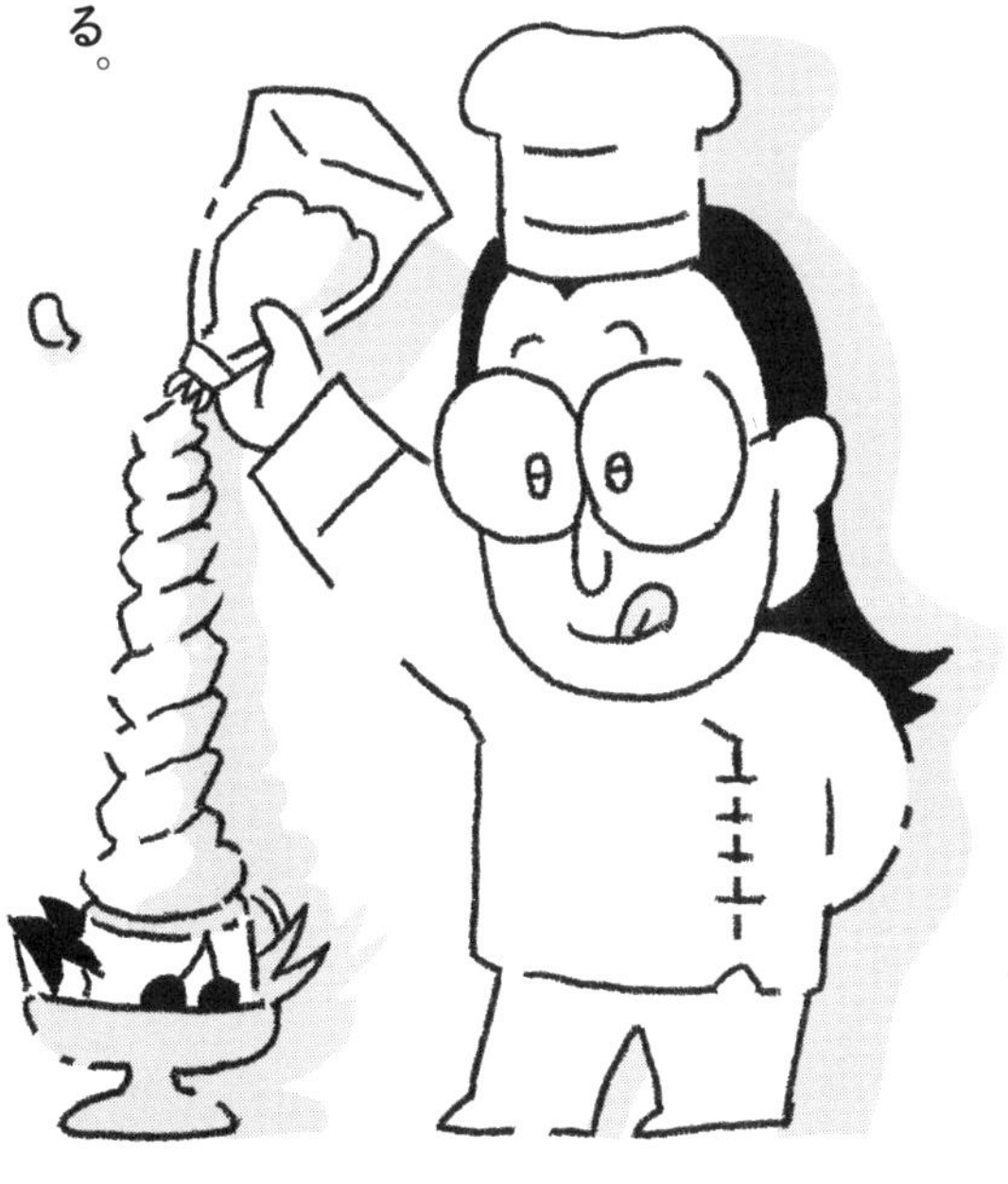

逆に食事や生活習慣などによって、五臓が虚弱になったり、気血が暴れたりすると、外部からの刺激に対して過敏になりやすくなります。

だから、簡単に怒ったり、泣いたりするようになってしまいますよ。

そして、「臓生情、情調臓」という言葉があります。

五臓は感情を生み出し、感情は五臓を調和するという意味ですね。

実はお互いに影響し合っていると考えます。

簡単にいうと、体と心はつながっていて、**五臓に不調が出ると感情に影響を与えるし、過剰な感情は五臓に影響を与える**と考えると、わかりやすいかと思います。

# 意識の中枢は「心」
## 「喜」はどう生まれるか

東洋医学の「心《しん》」と
いうのは、五臓の中の君主です。
火属性で、私たちの
精神状態、思考、感情を司ります。
そして、心は血脈の流れにも
関係し、血の流れをコントロールしています。
心血が充実していれば、五臓や体全体を潤すことができて、
精神状態のバランスを正常に保つことができますね。

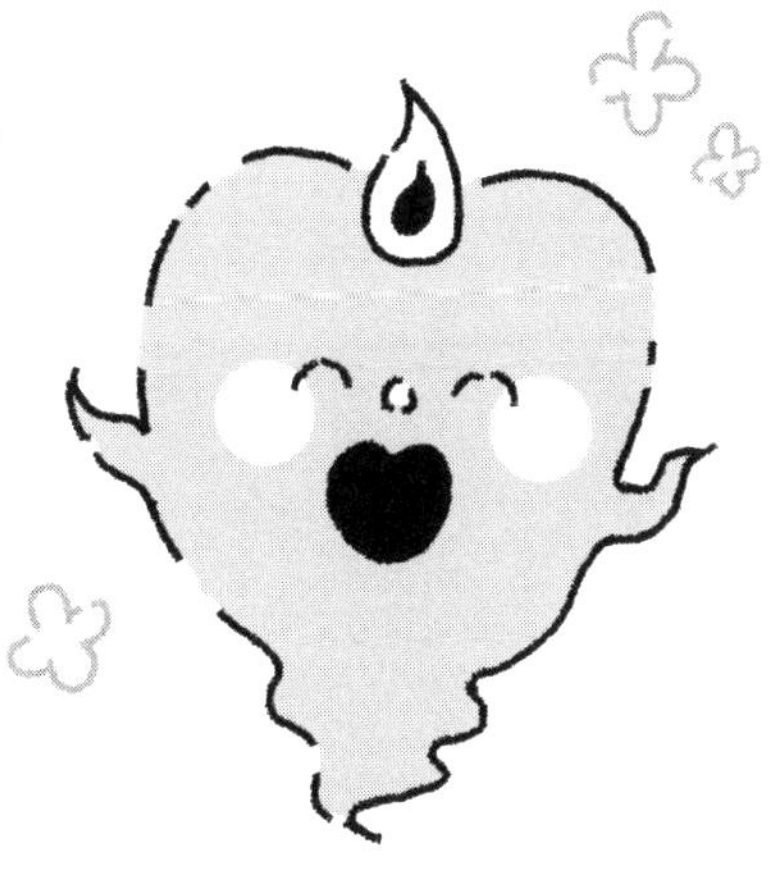

**この「心」は、「喜び」という感情に深く関わっていて、これは七情の中で唯一、ポジティブな感情。**火属性ですから、上に向いて燃え上がる、前向き、そして活発というイメージがあります。

「心」について、『黄帝内経』では「主明則下安、主不明則十二官危」と書いています。

先ほども話したように、「心」は君主です。国の君主が安定していれば、その下の大臣たちは安心して、安定しますよね。反対に君主に異常があると、その下の大臣、すなわち五臓六腑などの全体のバランスが崩れて、健康が危なくなるよ、という意味です。なので、**「心」は五臓、感情のバランスを保つ働き、調節する働きがありますね。**

そして、感情は、五臓以外に気の流れにも関係していて、**喜ぶと気の流れはゆるやかになり、滞りなくスムーズに流れると考えます。**これについて、『黄帝内経』では「喜則氣和志達、營衛通利」と書かれています。

過剰に喜ぶと、気がゆるくなりすぎて散ってしまいますが、適度な喜びは気を調和して、流れが早すぎず遅すぎずにならないように、ちょうどよく調整してくれる効果がありますね。**なので、笑うと体がスッキリして軽くなる**んですよ。

道理で、「病気に一番いい薬は笑顔だ、笑うことだ」とよく言われるわけですね。

## 「ニコニコできる」のは元気な証

もちろん、喜ぶことは五臓六腑にいい影響を与えます。逆に、五臓六腑が元気だから笑える、喜べるともいえます。なので、**いつもニコニコして楽しそうにしている人は、基本的に元気です。**

反対に、臓腑に元気がない人は、お笑い番組を観ていても、友達と楽しい会話をしていても、あんまり笑わないですよね。

**素直に楽しめるか、喜べるかどうかは、臓腑の健康を判断する材料にもなります。**

*過剰に喜ぶことによる不調：動悸、不眠、集中力低下、発狂など

# 情緒安定のカギは「肝」
## 「怒」はどう生まれるか

東洋医学の「肝《かん》」というのは、
五臓の中の将軍です。

木属性で、血を蓄える、
血を分配する
疎《そ》泄《せつ》という働きがあって、
体中に気血を巡らせてくれますよ。

前項で触れたように「心」が血の流れをコントロールするわけですが、
その前に、「肝」から血をもらう必要があるわけです。

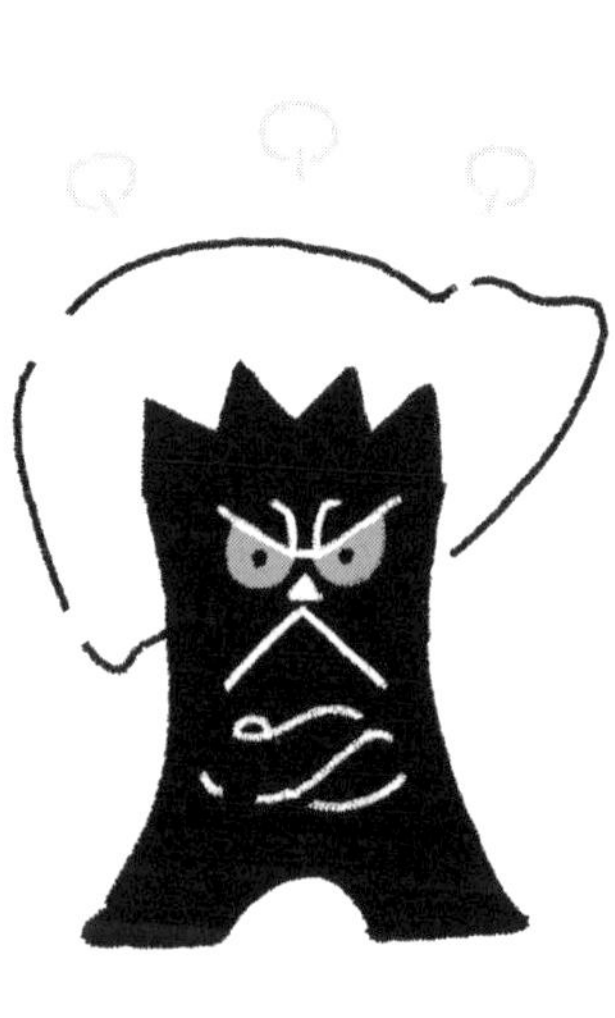

東洋医学では、「木生火」という考えがあって、**肝血が充実していれば、心血を生むことができて、私たちの精神状態を保つことができる**、と考えます。

「肝」は「怒り」という感情に深く関わっていますが、東洋医学の怒りは、ただ「怒る」ことだけを指しているのではありません。

イライラや恨み、不満……なども全部、怒りを引き起こす要因です。例えば、子供は、おもちゃが欲しいのに親が買ってくれなかったとき、泣いたり、床にへばりついてすねたりしますよね。これも怒りの一種です。または、煽《あお》り運転。前の車の運転が気に食わないといって、わざと煽ったりする。これも怒りの一種です。

**自分が不満を感じたり、やりたいことができなくて邪魔されたりすると、怒りが生まれる**んですね。

## 普段穏やかな人が切れると、なぜ怖い？

そして、肝は木属性で、「曲直《きょくちょく》」の性質があります。

どういうことかご説明します。

植物の種をまいて芽が出てくるとき、基本的に曲がっていますよね。少しずつ真っ直ぐになって、伸びていきます。

しかし、真っ直ぐになろうとするときに、邪魔があって、外に出られなくて、思うように伸びることができなかったとします。でも、外に伸びていこうとする勢いは止まらない。そうなると、外に出ようとする力が溜まってしまいますよね。

これが最終的に爆発して、「怒り」となって勢いよく放出されてしまうわけです。なので、

## 怒るときの人って、大体、色々溜めすぎたときが多いです。

それで、「肝」の気が長期的に滞ると、イライラしやすくなったり、怒りん坊になったりするんですね。

怒りは、気を上に上らせる働きがあります。実際、日本では「怒《ど》髪《はつ》、天を衝《つ》く」と

いう言葉がありますよね。とりあえず、**上に外に行く勢いがすごいんです。**

## 「怒り」も時には健康にいい!?

実は、**たまに怒るのは、ストレス発散、気血の巡りを促すというポジティブな効果があります。**

しかし、過剰に怒ると「肝」を傷めてしまいますので、無理やり気血を上に上らせてしまい、極端な場合、血を吐いてしまうということがあります。また、血圧が高くなったり、心臓病を発症させたり、脳出血を起こしたりすることにもつながります。

元々、心臓病や高血圧の症状を持つ人は、特に「怒り」には気をつけましょう。

＊過剰に怒ることによる不調：めまい、頭痛、吐き気、嘔吐、脇腹や胸が張って痛い、喘息など

# 消化吸収を担う「脾」

## 「思」はどう生まれるか

東洋医学の「脾《ひ》」というのは、
五臓の中の中枢であり、
土属性です。
消化活動や、気血をつくること、
気血や栄養を全身に配ることなど、
気血の巡りをコントロールする働きがあります。
西洋医学でいう「胃腸」に近い役割の臓です。

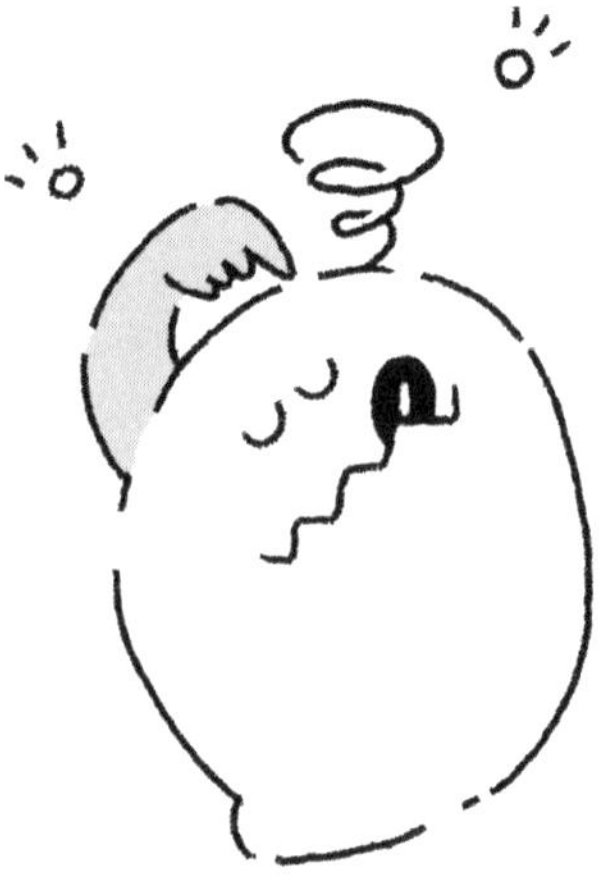

**何か出来事が起こったときに、人間はまず、どういう感情を出せばいいんだろうと無意識に考えています。それが「思」ですよ。**

怒るべきなのか、笑うべきなのか、はたまた悲しむべきなのか……。実はその感情が表に出る前に、体の内側では無意識に思考が巡らされ、結果、「ふさわしい」と導き出されたその感情を、人間は表に出しています。

なので、**「思」は全ての感情のベース**だといわれています。だから、「思」を司る「脾」は、五臓の中枢と呼ばれるのですね。

## 「思い悩む」と元気がなくなる理由

先ほど、「喜」は、七情の中で唯一、前向きな感情だとお話ししました。

では、「思」はどうでしょう？　実はポジティブでもなくネガティブでもなくて、**中性**とされています。

東洋医学には、「思則氣結」という言葉があります。どういうことかといいますと、

「脾」は、五臓の気の流れを「上に下に」「中から外に」動かし、巡らせる働きがあります。だから、思い悩みすぎたり、考えすぎたり、頭を使いすぎたりすると、この働きが止まって、結果、気が滞ってしまう……という意味です。

「脾」の働きが弱くなると、食欲低下、消化不良、冷え性、憂うつ気味、元気が出ない、疲れやすいなどの症状につながります。

そして、「脾」はほかの五臓と深く関わっているので、**過剰に思い悩んだり、考えたり、心配したりすると、「脾」だけじゃなく、「心」、「肺」、「腎」にまで影響を与えてしまいます。**

こうして、不眠、中途覚醒《かくせい》、夢を多く見る、情緒不安定、不安、冷えやのぼせ……などにもつながります。

## 「気にしすぎる」のがよくない、これだけの理由

そして、「行成於思」という言葉があります。

行動は「思」の影響を受けていますので、私たちは行動を起こす前に、無意識に考えて行動に移しています。よって、**「思」が強すぎると、私たちは強迫思考によって強迫行動にまで発展してしまう**ことがあります。

例えば、私たちは手が汚れていると、手を洗いますよね。これはどういうことかというと、「手が汚れている」と思うから、それを何とかしようとして、具体的な行動（手を洗う）を起こすわけです。

これが強迫思考の人になりますと、手がずっと汚れていると思ってしまって、ずっと手を洗ってしまうことになります！　周りの人が「十分きれいになってるよ」と言っても、本人は「いや、まだまだ汚れてる！」と思ってしまうのです。

このような思考は過剰な「思」だと考えると、無理なく説明できますね。

なので、**強迫思考をする人は、胃痛、食欲不振、消化不良などの消化器系の不調を抱えている人が多い**といわれています。

＊過剰に思い悩むことによる不調：食欲低下、胸に圧迫感、お腹が張るなど

# 外とつながり、呼吸をする「肺」

## 「悲・憂」はどう生まれるか

東洋医学の肺というのは、金属性で、
「心」の補佐官。
唯一、鼻や喉《のど》を通して
体の外側と
つながっている臓です。

外部につながっているため、肺はとても傷つきやすい！
だから、「お嬢様」とも呼ばれています。

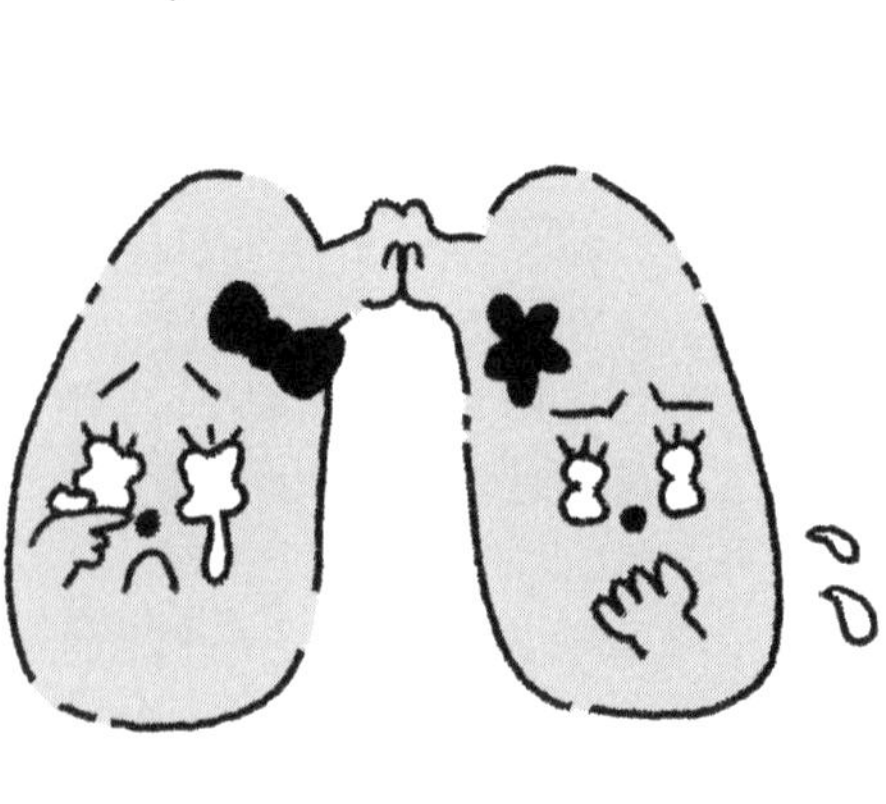

その理由は、お嬢様には繊細で傷つきやすいイメージがあるから、なんですね。

## 「憂い」と「悲しみ」はセットなのです

「肺」は、呼吸を司るのはもちろんですが、そのほかに「心」を補佐して、血の流れを調節したり、肝気の発散を手伝ったりする働きがあります。

　そして、この「肺」は「憂い」と「悲しみ」という感情に関係しています。人は、憂傷《ゆうしょう》（思い悩むこと）しすぎると、悲しみが生まれると考えられています。「憂い」と「悲しみ」は似ていて、この2つはセット、もしくは強弱関係だと考えてもいいです。

　ちなみに、**憂いというのは、心配すること、悩むこと**です。少し「思」と被る部分がありますね。なので、憂いは肺だけじゃなくて、脾にも影響を与えてしまいます。例えば、心配事があると、呼吸が浅くなったり、食欲が低下したり、不眠になったりすることがありますよね。これは、「憂うこと」で、「肺」と「脾」がダメージを受けてしまったからなんですね。

そして、あなたが「悲しみ」と聞いて思い浮かべる場面は、どんなものでしょうか。卒業式、恋人とのお別れ、そして親族が亡くなったときなどが挙げられると思います。こうした場面で、多くの人は深く悲しみますね。

ここで、漢字に注目してください。悲しいは、「非」に「心」と書きます。これは香港では、**「自分の心に背を向ける」「心で思っていることができない、達成できない」**といった意味になります。確かに、願ったことが叶わないと、人は悲しくなります。漢字はこのように、その文字の意味をわかりやすく示しているのですね。

## 「悲しみ」は肺を傷つける

『黄帝内経』では、肺は五臓の一番上に位置していて、まるで傘のようになっていると考えられます。そうして、全身に精微《せいび》（脾が食べ物からつくってくれた栄養のこと。エネルギー）を配っています。

鼻は「肺」とつながっているので、私たちは悲しくなると、鼻水や涙が出るんですね。

そして、過剰に悲しむと、どうなるか。

このときの状態について、『黄帝内経』では「悲則氣消」と書かれています。これは、

## 過剰に悲しむと、気（エネルギー）を激しく消耗してしまう

という意味ですね。

「肺」は呼吸機能にも関係しているので、気が消えて足りなくなると、呼吸が浅くなったり、胸に圧迫感が生じたり、ため息、喘息などの症状が出たりするわけです。

＊過剰に悲しむ、憂うことによる不調：呼吸が浅い、呼吸困難、ため息が多い、口が苦い味がする、喉に何か詰まっている感じがするなど

# 命の源となるのが「腎」
## 「恐・驚」はどう生まれるか

東洋医学の「腎」というのは、水属性で、
「先天の精」という
親からもらったエネルギーを蓄えていて、
私たちの成長、発育、生殖能力、
記憶力などに関係しています。
だから、**「腎」は命の源**だといわれていますね。

この「腎」は、年齢と共に衰えていきます。お年寄りが驚きやすく怖がりになりや

すいのは、**年齢と共に「腎」が衰えるから**なんですね。

東洋医学の「恐」というのは、怖い、恐れだけを指すのではありません。不安や、気持ち悪さを感じていることも「恐」の一種だと考えます。

そして、「驚」というのは、急な出来事、予想外の出来事によって生まれる感情のことです。

**実は、「驚」と「恐」はとても似ています。**なぜなら、人は恐怖を感じる前に、だいたい驚きを感じている、と考えられるからです。

私たちはまずビックリしすぎて、その結果、怖くなるわけですね。

## 驚きすぎると、心に衝撃を与える

『黄帝内経』には「驚則気亂」と書かれています。

驚きすぎると、気の流れが乱れて「心」に衝撃を与えてしまうので、精神が混乱し、どうしたらいいのかわからなくなる場合と、すっかりあわててしまって、あっちこっち動き回る場合とがありますね。

「恐」については「恐則気下」と書かれていて、長期的に緊張や恐れている状態にさらされると、気が下に下がり、記憶力が低下したり、性能力の低下や遺精《いせい》、不正出血が起こったりします。

過剰に恐れてしまう場合は、小便や大便が漏れてしまうとか、涙や鼻水が勝手に出てきて止まらない、などがありますね。

簡単にいうと、アニメや漫画によくあるシーンをイメージしてみてください。敵に負けてやっつけられそうになったキャラクターが、泣きながら小便を漏らしてしまう……。こんなシーンはまさに、過剰に恐れている状態をよく表していますね。

＊過剰に恐れ、驚くことによる不調：大便小便の失禁、早漏、遺精、足腰がだるいなど

## 私たちの感情が「コロコロ変わる」のは自然の摂理なのです！

どうでしょうか？　なんとなく理解できましたか？

「過剰な感情」は体に心に負担をかけて、悪い影響を与えてしまいます。

しかし、東洋医学の古典『千金方』には、「天無一歳不寒暑、人無一天不憂喜」という言葉があります。一年の中で、気温や季節が変わらないことはないように、人間の情緒は一日中、変化し続ける（変わらないことがない）という意味ですね。

簡単にいうと、七情、つまり**感情や情緒は、常に人間と一緒にいるし、生きている限り、コロコロと変わり続けます。**それが当たり前です。よって、**情緒や感情は、過剰にさえならなければ、大きな問題はない**と考えますね。

COLUMN

# その「食習慣」がメンタル不調を激増させる！

95ページの続きです。

「冷え性で食欲がなくて、下痢気味なんだよね」と言いながら、冷たいものばかり食べている日本のお友達。それを見ていると、我慢できなくなって、私はつい色々アドバイスしてしまいました。

「温かいものを食べたら？」

「生姜《しょうが》湯を飲むといいよ！」

でも、友達は疑わしそうにしていました。

「え？　それで体調不良がよくなるの？　食べ物で？　薬じゃなくて？」

これをきっかけに、私は、気づきました。

「私が知っている、香港では当たり前の常識は、ここ（日本）では常識ではないんだ」と。

「みんな、食事にもう少し気をつければ、その不調が消えるのに……」と、内心くやしく思いながら、日本での学生時代を過ごしたわけです。

もちろん、深刻な病気になると、薬に頼らなければならないこともあります！

ただ、その前の状態、すなわち「未病《みびょう》」の状態を悪化させない、悪化する前に改善していくのが、東洋医学の核心となる考え方だと私は思います。

「未病」とは、病気ほどではないですけど、絶好調でもない！　イマイチ調子がよくない！　という状態のことです。

例えば、不眠、食欲不振、消化不良、耳鳴り、頭痛、便秘、生理痛、不妊、頻尿、関節痛、むくみ、性欲低下、うつ気味、不安、心配性……などですね。

普段はある程度元気に動けるのに、疲れたときや気持ちが落ち込んだとき、天気が急に変化したときなどに、このような未病の症状が出てくる。そんな方も多いんじゃないかなと思います。

これらの不調は、西洋医学の薬を飲んでも完治できない場合が多いです。

確かに、睡眠導入剤を飲むとそのときは眠れますけれど、不眠の症状そのものが治るわけではありません。痛み止めを飲めば、そのときは痛みを抑えられますが、痛みの原因が消えるわけではないですよね。

そこで、東洋医学の出番です！　食事、生活習慣、情緒、精神状態……など、その人の全体を見て、体質を判断して、見直していくわけです。

西洋医学のお薬のような即効性はありませんが、食事、生活習慣や考え方を変えてみると、不思議なことに、自然に体と心の不調が消えていきます。

東洋医学に囲まれて育った私は、日本に来て、もしこの知識を日本の皆さんにもっと知ってもらえたら、不調で悩む人が減るんじゃないかと思い、コロナ禍《か》の頃、ＹｏｕＴｕｂｅを始めました。

おかげさまで、そのＹｏｕＴｕｂｅは今や、登録者数が10万人を超えました。それをきっかけに、日本で、念願の自分の本を出せることになりました。

また、漢方養生のライフスタイルブランド「澄善堂《ちょうぜんどう》」も立ち上げ、漢方茶を開発するなどしています。本当に、日本の皆さんには感謝しかありません。

# 第5章

# メンタルと季節はリンクしている

## 自然の移ろいに合わせて、無理せず過ごそう

# 「人間本来の過ごし方」は、あらゆる不調を防ぐ智恵なのです

七情は五臓と深い関係があると
書きましたが、
実は、自然界とも
密接につながっています。

東洋医学には
「天人合一《てんじんごういつ》」という考え方があって、
これは簡単にいうと、

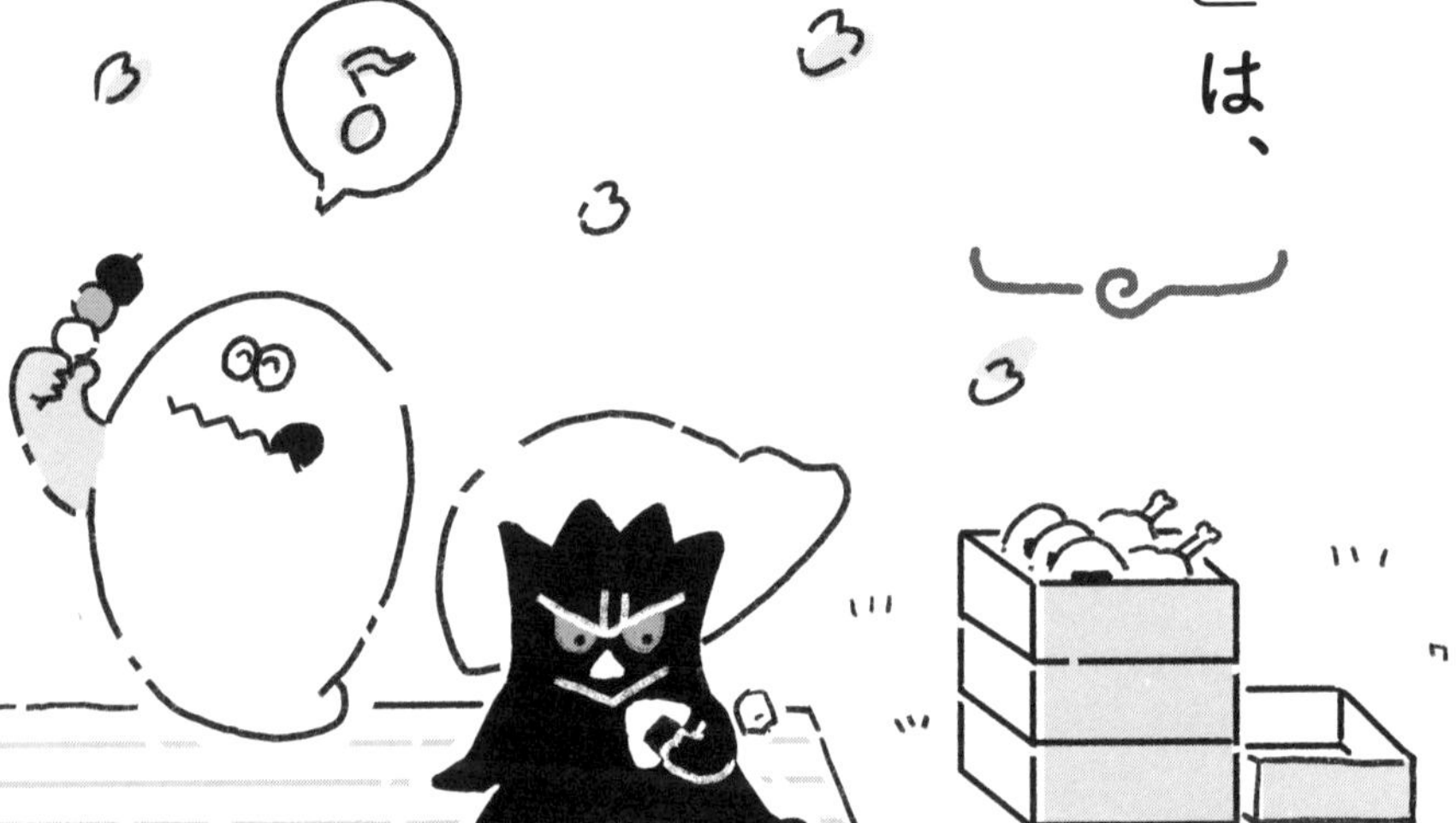

# 人、自然界、宇宙は一つだ！

という考えのことです。

人と自然界は
お互いに影響し合っているので、
**季節の変化は、**
**私たちの感情や情緒にもつながってくる**わけです。

一年中、気持ち、情緒を
平常に保つためには、
季節と情緒の特徴を
知っておく必要があります。

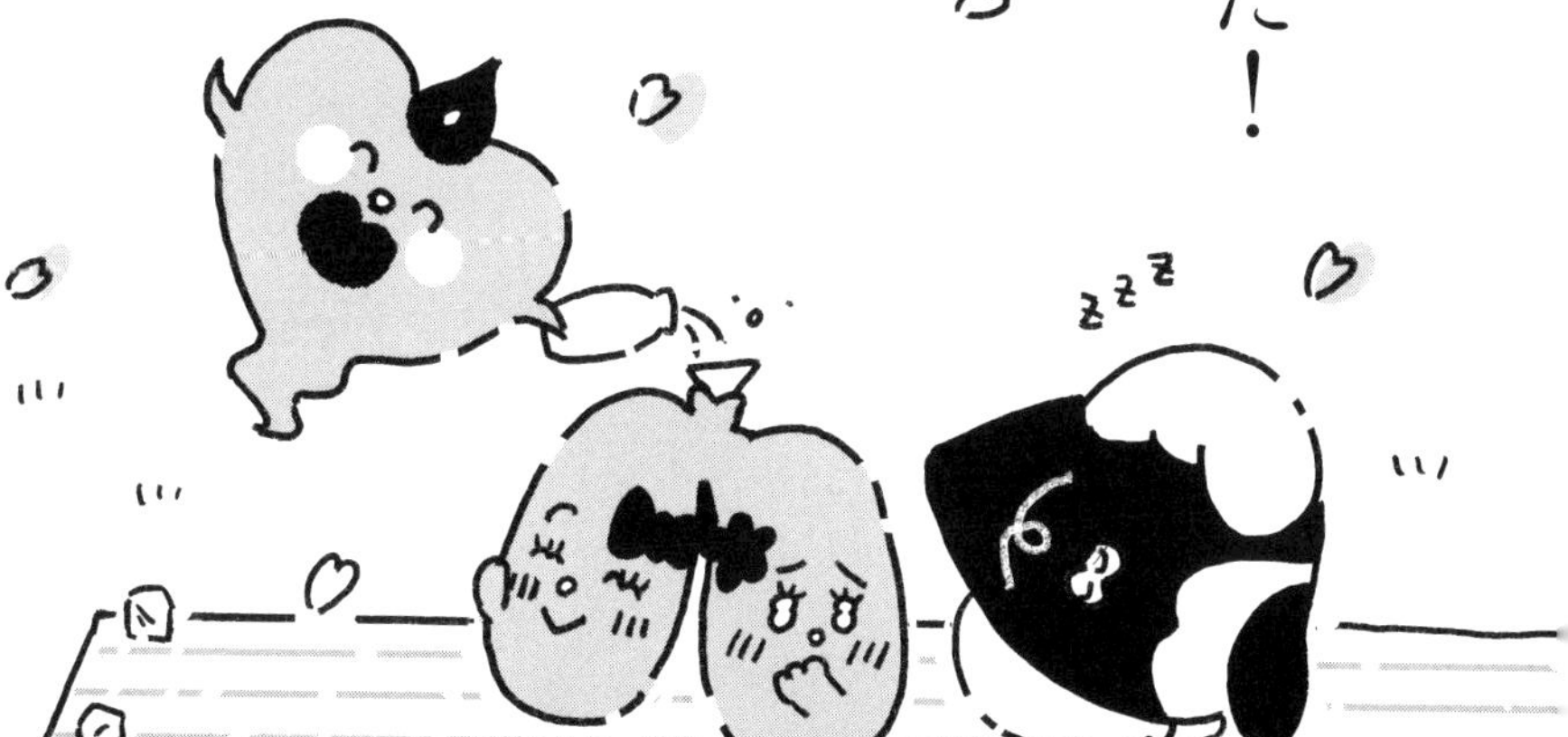

# 春はとにかく早めに寝る！
## 「怒りやすくなる季節」の過ごし方

よく「春になると変な人が増える」といいますよね。

**春は、肝気が活発になる季節**です。活発になるのはいいのですが、活発になりすぎたり体の巡りが悪くて肝気が滞ってしまったりすると、**イライラしやすくなったり、怒りやすくなったりします。**

こうして肝気が活発になりすぎると、急に大声で叫んだり、怒鳴ったりしたくなります。だから、「春になると変な人が増える」というのでしょう。

第4章の五臓の部分にも書きましたが、「怒り」というのは、不満、恨みなども含まれるので、春になるとパートナーとケンカしやすくなります。実際に、破局したり、離婚したりするカップルは、春に多いです。

また、春になると、突発的に仕事を辞めたりするケースは少なくないです。

これらは、逆にいうと、**春の間は、いつもよりイライラしたり怒ったりすることが増える。それによって、肝を傷めることも増える**……と考えることもできます。

春になったら肝の養生を意識したいですね。

## 春に起こりがちなこと

私たちは自然界に逆らうことはできないので、春が来たら、肝気が活発になるのを止めることはできません。

だったら、エネルギーが滞らないように、そして過剰に熱くならないように、自分自身をコントロールしてあげるのがポイントになります。まず、春に肝気が旺盛になりすぎている、滞っているときの症状を見てみましょう。

・頭が張って痛い
・めまい
・高血圧
・口臭
・口の中に苦い味がする
・目が乾燥しやすい
・目が充血しやすい
・夜中に起きる
・生理周期が乱れる

……など。

これらの症状がすでに表れていて、さらにイライラしやすい、怒りやすいという自覚がある人！

## まず、早めに寝るようにしましょう！

夜更かしをできるだけやめましょう！　夜更かしをすればするほど肝の熱が強くなって、情緒に影響を与えるし、不調を起こしやすくなりますよ。

食事に関しては、**辛いものや、揚げものを食べる回数や量を減らしましょう！**そして、できれば味が薄いものを意識して食べましょう！

そして、菊茶、くこの実茶を飲むといいですね。これらは肝を潤してくれて、過剰に燃えている肝の熱を優しく冷ましてくれます。

ツボは、足の行間《ぎょうかん》と太衝《たいしょう》がオススメです（くわしくは206・207ページをご参照ください！）。お灸を乗せるなどして温めてもいいですが、寝る前に、太衝から行間にかけてマッサージするだけでもすごく効果があります！

ポイントとしては、往復しないこと。上から下、太衝から行間へマッサージするのがベストです！　目安は、片足につき50～１００回ほどです。

肝を養うことによって、春のイライラ、怒りやすい現象はある程度おさまりますね。

# 夏は、お酒を控えめに「興奮しやすい季節」の過ごし方

夏は音楽イベント、花火大会など様々なお祭りがあるので、元々テンションが上がりやすくて、楽しい季節ですね。

でも、上がったテンションを下げることができず、興奮状態が続いてしまうと、不調を引き起こしますよ！

そもそも**夏は、心気が活発になる季節**です。

そして、夏は汗をかきやすい。汗をいっぱいかくと、体内の潤いが減って乾いてしまいますので、心が燃えやすくなります。こうして興奮状態になったり、テンションが高くなったり、ひどい場合には、精神に異常をきたす場合すらあります。

こんなとき、よくある症状を見てみましょう。

・不眠
・めまい
・動悸
・喉が渇く
・おでこにニキビができる
・舌の先端が赤くなり、痛い　……など。

これらの症状に心当たりのある人は、

## まず、アルコールを控えましょう！

飲む回数や量を減らしてください！　できれば一旦、断酒できると一番いいです。
そして、コーヒー、辛いもの、揚げもののも、できるだけ控えたほうがいいですね。

食事に関しては、**スイカ、いちご、ゴーヤ、ゆりねなどを積極的に食べてほしい**です。お茶なら桑の実茶、くこの実茶、スイカズラ茶、緑茶などがオススメです。

ツボは、手首の神門《しんもん》が一番オススメです（くわしくは203ページをご参照ください！）。心の熱を冷ましてくれます！

寝る前に、ぐるぐると回しながら力を入れたり抜いたりしてマッサージしてみてください！　3〜5分ほどやれば、十分です。

心を養うことによって、興奮状態になりすぎず、楽しみながら夏を過ごせます。

# 梅雨時期は、乳製品を避けてみる

## 「悩みやすい季節」の過ごし方

梅雨時期は、湿気の影響で胃腸が弱くなりやすく、気持ちが下がりがちな季節です。

第4章にも書きましたが、**脾（胃腸）は私たちの思考につながっていて、胃腸が弱くなると、思い悩みやすくなり、考えすぎたり気にしすぎたりしてしまう**ようになります。

そして、思い悩むと、食欲が低下して、消化不良になって、胃腸がさらに弱ってしまう……という悪循環にハマりますね。

そのほかによくある症状として、こんなものが挙げられます。

・下痢気味
・軟便気味
・お腹が張る
・疲れやすい
・うつ気味
・眠れない
・ネガティブになりやすい　……など。

これらの症状が表れている人！

## まず、乳製品を一旦、やめましょう。

乳製品には、確かに体にいい栄養素も含まれています。しかし、東洋医学では、ドロドロベタベタする性質を持っていると考えられていて、**このドロドロベタベタが、湿気が高い梅雨時期には、胃腸の大敵**なのです。

そして、**胃腸の負担になる冷たいもの、生ものも、できれば食べる回数や量を減らすといい**です。

さらに、少し運動をして、体を動かすとなおいいです！　体を動かすことによって余計なことを考えなくなりますし、ストレス発散にもなりますし、汗をかくことによって体内に侵入してきた湿気を除湿することもできるので、一石二鳥です！

運動する元気がない人は、半身浴でもいいし、足湯でもいいですよ！

ツボは、足三里（ひざの皿から指4本下。スネの骨の外側のくぼんだところ）がオススメです。お灸で温めてもいいですし、指で力を入れたり、抜いたりして、3～5分ほど押してもいいです。

梅雨時期には、胃腸に優しい食事を意識することによって、胃腸の負担が減って、体が軽くなって、気持ちが上がりますね。私の故郷の香港は、一年を通して湿度が高いので、私も胃腸ケアは普段から意識しています。

# 秋は「白い食べ物」を
# 「悲しくなりやすい季節」の過ごし方

秋は、多くの植物が枯れてくる季節。涼しい風が吹いて、色づいた葉っぱを吹き飛ばしていく光景を見ると、悲しくなったり、切ない気持ちになったりしますよね。

そして、秋は肺の季節です。

こういうと、さっきまで「春夏は肝気、心熱が強くなる」と話してきたので、秋は肺気が強くなりすぎるかなと思ったかもしれませんが、そうではありません。第4章でも触れたように、肺は「お嬢様」と呼ばれるくらい、傷つきやすくてデリケート！弱くなることがあっても、強すぎる状態になることは少ないです。

なので、**秋は、肺が弱くなる**と考えます。秋が来て、空気の乾燥によって肺は弱くなって、悲しい気持ちが生まれる……と、東洋医学では考えますね。
そのほか、秋によくある症状として、こんなものが挙げられます。

・呼吸が浅くなる
・咳《せき》が出やすい
・風邪を引きやすい
・鼻が冷たい
・寒暖差に弱くなる
・痰《たん》が絡まりやすい
・声が小さくなる

……など。

これらの症状が出るときに、まずしてほしいこと。

**まず、白い食べ物を意識して積極的に取り入れましょう！**

白胡麻《ごま》、豆腐、梨、白キクラゲ、山芋などがオススメです！　そして、生大根、生姜、にんにくなど、気を発散したり、体を温めたりするものを少なめにしましょう！

あとは、**腹式呼吸で深呼吸をするといい**です。東洋医学では、深呼吸は外部の気を直接体に取り入れることができる方法と考えるので、肺を養うのに最高の手段です。息を吐くときはお腹をぺったんこに、息を吸い込むときはお腹を膨らませるイメージで深く呼吸しましょう。

しかし、これを聞いて「呼吸が肺にいいなら、胸式呼吸で肺を膨らましたほうがいいじゃない？」と疑問を持つ人もいると思います。

東洋医学では、お腹に「**丹田**《たんでん》」という部分があって、ここは全身の気が集まるといわれる重要な場所です。しっかり腹式呼吸をして、気をお腹、つまり丹田に入れることによって、全身の気を補うことができると考えます。

そして、**秋はできればテンポが早めの曲を聴いたり、喜劇を観たりしたほうがいい**ですね。切ないラブストーリーや悲しいラブソングは、ますます悲しさを増してしまいますよ！　こうなると肺を傷めてしまって、不調が出てきます。

# 冬は「黒い食べ物」を「不安になりやすい季節」の過ごし方

冬は、日照時間が短くて夜が長いですよね。元々不安やうつ気味になりやすくて、ちょっとしたことでびっくりしたりしちゃう季節です。

特に、冷え性の人、虚弱体質の人、そして産後や手術後の人や病み上がりの人にとっては、冬は特に不安を感じやすくて、驚きやすい季節なのです。

東洋医学では、**冬は腎の季節**とされています。腎は生命力の源。赤ちゃんのときに両親からもらったエネルギーは腎に蓄えられていますが、これは生きていくうちに少しずつ減っていきます。なので、腎のエネルギーは、大人になればなるほど少ないです。

ですから、**年配の方は、冬は特に体を大事に過ごしてほしい**です。冬はびっくりして心臓病が発症したり、うつ症状になったり、不安障害になったりしやすいのです。そのほかによくある症状は、

・足腰がだるい
・疲れやすい
・寝汗がひどい
・動いていないのに汗が勝手に出る
・物忘れが激しい
・頻尿《ひんにょう》……など。

これらの症状が出るときは、

# 黒い食べ物を取り入れましょう！

例えば、**黒胡麻、黒キクラゲ、黒豆、桑の実**などですね。

そのほかは**山芋、かぼちゃ、うなぎ、羊肉などもオススメ**です。

そして、とにかく過労にならないように気をつけましょう！　20〜50代の人は、房事（セックス）を頻繁にしすぎないように調節するといいですね。

ご年配の方は、重いものを、できれば自分で運ばないように気をつけましょう！　もし、ぎっくり腰になったりして腰を痛めてしまうと、腰の位置にある腎を傷つけてしまうことにつながります。

ツボは、足の裏の湧泉《ゆうせん》がオススメです。お灸で温めてもいいですし、足ツボマットを踏み踏みして押してもいいです。足の裏にあるので、押しにくくなかったら指で3〜5分ほど力を入れたり抜いたりして押してもいいですね。

**腎を養うように意識すると、冬に特有の不安も、少しずつ薄れていくと思いますね。**

COLUMN

## 「香港のお正月」に欠かせない風習とは？

日本では、太陽暦の新年に初詣をするという風習がありますね。

一方、香港では、大晦日《おおみそか》から旧正月の5日目までの間に、黄大仙《ウォンタイシン》（香港で一番有名なお寺）に行って、「頭炷香《トウシュコウ》」をささげるという風習があります。「頭炷香」というのは、新年一発目のお香という意味。「炷」というのは、3本のお香を意味します。

黄大仙は道教のお寺ですが、儒教や仏教の神様もお祀りされていて、それぞれの信仰を代表する神様がいらっしゃいます。香港のお寺に行くと、お祀りされている対象にお香をささげることになっています。（日本でいえば、お賽銭《さいせん》を入れて参拝する感覚ですね！）お香をささげる順番も決まっています。

順番は、真ん中→右→左が、香港の基本スタイルです。真ん中は「道」、右は「経」、左は「師」を意味します。ちなみに、お香をささげるときは、必ず左手で行うようにしましょう！（道教では、左は善を意味します）

もし香港に旅行する機会があれば、ぜひ黄大仙にも行ってみてくださいね！

# 第6章

# 「心の持ち方」一つで人生は変わる

## 避けて通れない「痛みや衝撃」をどうするか

# 「心の病は心で治すしかない」とは、どういうことか

香港には、

「心病還需心薬醫」

という言葉があります。

**心の病は心で治すしかない**
という意味です。

精神的に病んでしまったら、
漢方薬を飲んでも完治はできない。

結局、病む原因を探して
それを解決するしかない
……と考えます。

簡単にいうと、
失恋した場合、いくら薬を飲んでも
仕方がないですよね。

いくら薬を飲んだって、
その悲しみは消えません。

**相手のことを忘れて、**
**本人が前に進むことでしか、**
**悲しみは消えない**のです。

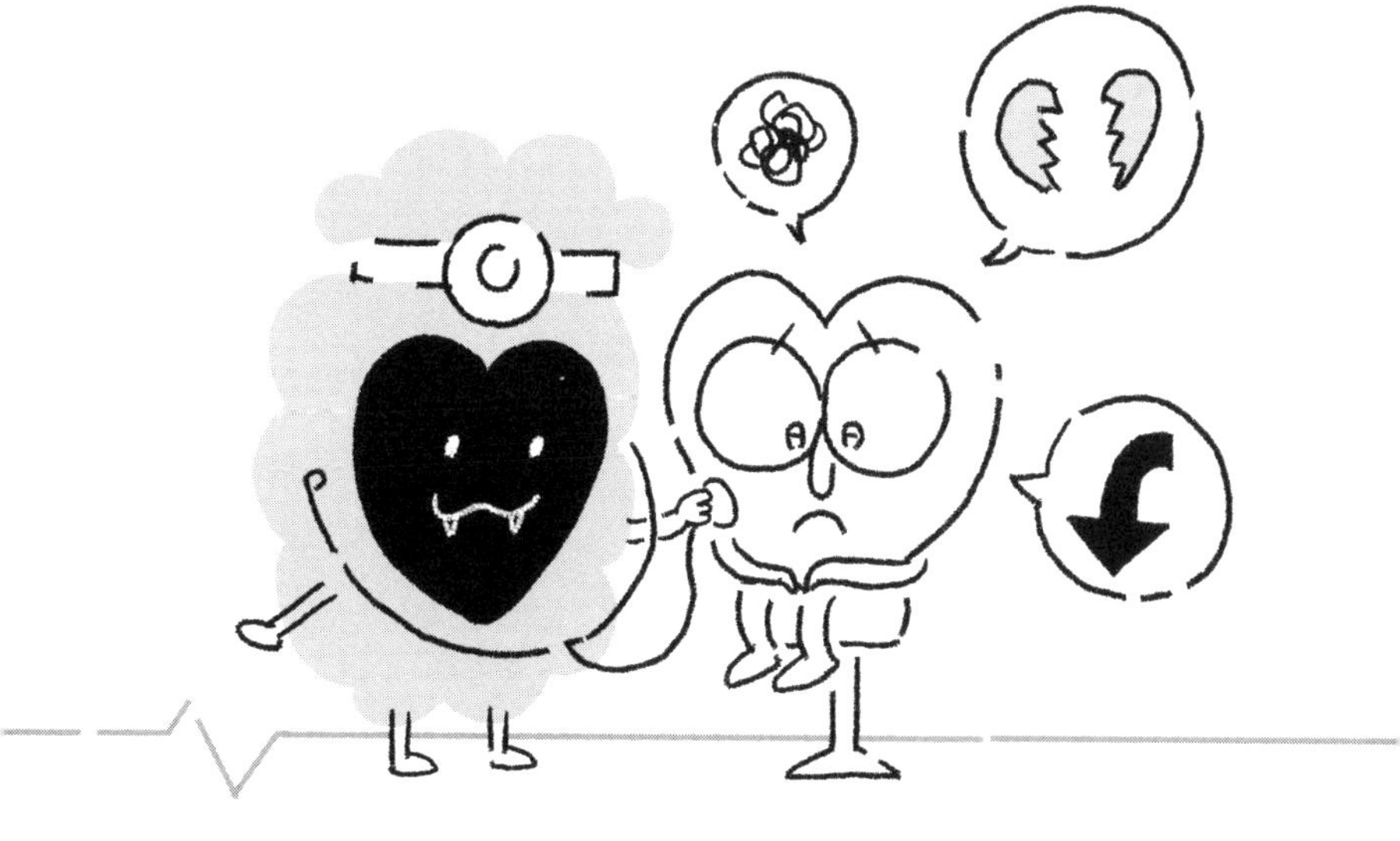

## 「私の妹の話」をさせてください

個人的な経験ですが、
私の家族の話をします。
私の妹は、10年前、
当時、全世界でも
患者さんが10人いるかいないかという
非常に珍しい病気
（名前すらない、珍しい病なのだそうです）
で亡くなりました。
当時、私は北京で働いていて、
香港の病院に入院していた妹とは、
離れ離れに暮らしていました。
私の仕事が、いつも通り

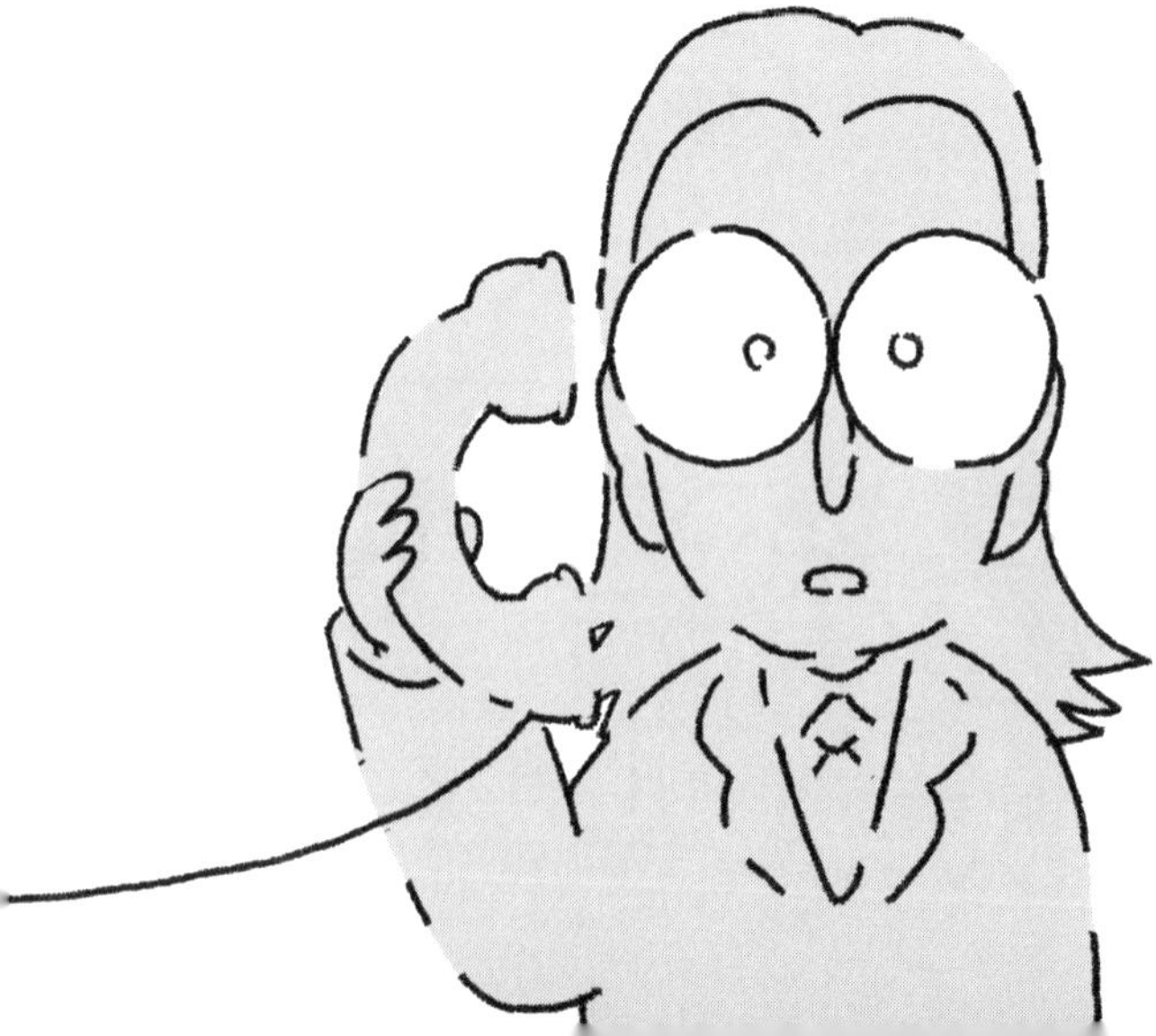

夜の21時に終わったときのことです。
香港の親から急に電話がかかってきて、
こう告げられました。

**「今、妹が逝《い》ったよ」**

私は、とっさには受け入れられませんでした。
なぜならその前日に、
妹の脳の手術が成功したと聞いて
ホッとひと安心していたところだったからです。
まさか、その後、容体が急変するなんて……。
そんな可能性は全く想像もしていなかったので、
「えっ!?」としか声が出なかったです。
今のは聞き間違えなのか？　と思いました。

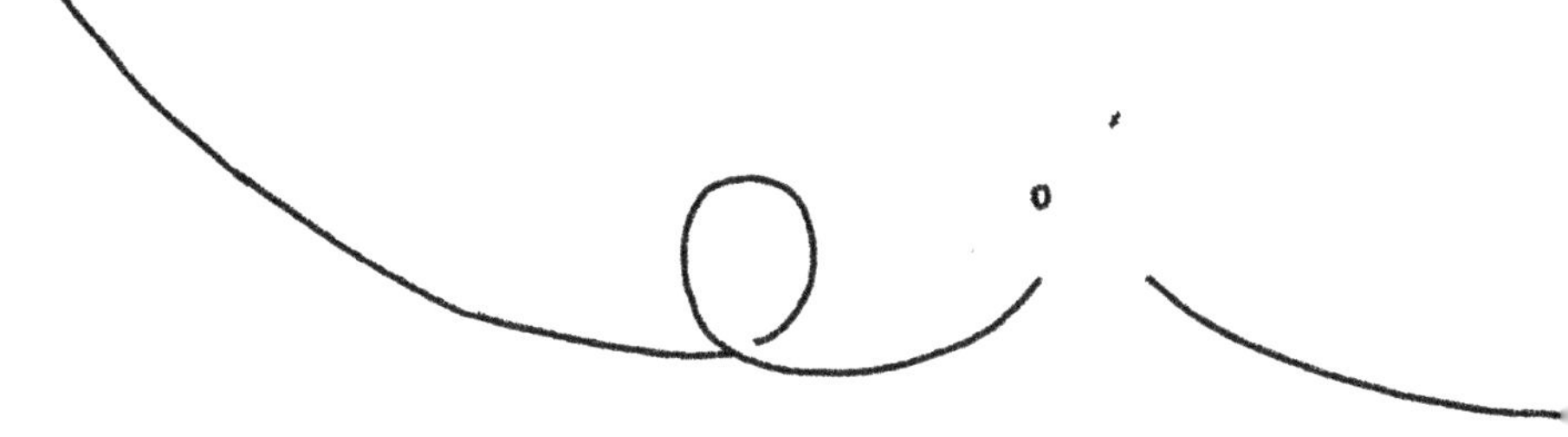

# 私と妹との絆は、なぜこんなにも強くなったのか

妹は6歳の頃から、前述したように非常に珍しい病気に襲われて、病院の常連になりました。長い間、入院生活を余儀なくされていたのです。

だから、実は一緒に生活した時間は、普通のきょうだいと比べると、とても短かったと思います。

私と妹とは、たった13カ月の年齢差しかないのですが、幼稚園のときは、引越しのため別々の幼稚園に通っていました。小学校に上がる頃になると、私より妹のほうが成績がよかったので、彼女はよりランクが上の小学校に入学しました。だから、小学

校も別々でした。

妹は優秀な小学校に入ったわけですが、この頃から体調が崩れ始めて、なかなか学校に通うことが難しくなりました。

中学校と高校は、私はスポーツ推薦で、実家のあるエリアから離れている、ややいい学校に入りました。

妹は長距離の移動がしんどいので、家の近くにある中学校に入学しました。しかし、入院したりしてまともに学校に行けなかったので、妹は中学校と高校を、転々とせざるを得ませんでした。

## 共通の話題が少なかった私たち。でも……

小さい頃から通う学校が全部、別々だった私たち。だから、共通の友達もいなくて、私は、妹がどういうふうに学校生活を送っていたのか、実はあまり知らないのです。

せっかく年齢が近いのに、共通の時間を過ごすことが少なかったのは残念ですね。

本来なら、学年が一つしか変わらないので、同じ学校に入って共通の友達がいっぱいいて、お互いのことをもっとよく知れたのではと思うのですが……。

妹の病気のために、そのようにはなりませんでした。

それもあって、正直、妹とは、ものすごく仲がいい、とはいえなかったです。

というのも、私は西洋や日本の音楽が好きなのに対して、妹は香港の音楽が好き。私は映画、アニメが好きですが、妹はそれらには一切興味がない。こんなふうに、共通の話題が少なかったから。

## 一緒に過ごすだけで、なぜか落ち着く。それが家族

それでもやはり、血がつながっているからでしょうか、

**私たちはよく一緒に過ごしました。**

今でもすぐ思い返せる、印象的な場面があります。

妹が元気になって、退院して、家で生活できるようになった時期がありました。

そのとき、私はしょっちゅう
妹の部屋に遊びに行きました。

妹のベッドに寝転がって、
妹がパソコンで
遊んでいるのを見ていました。
妹はそれをイヤがらず、
なんとなく仲よく
させてもらっていました。

今思えば不思議です。
**別に話すことがあるわけでもなく、**
**用事があるわけでもないのに、**
**同じ空間にいるだけで、なぜか落ち着く。**
それが、兄妹の絆《きずな》というものなのでしょうね。

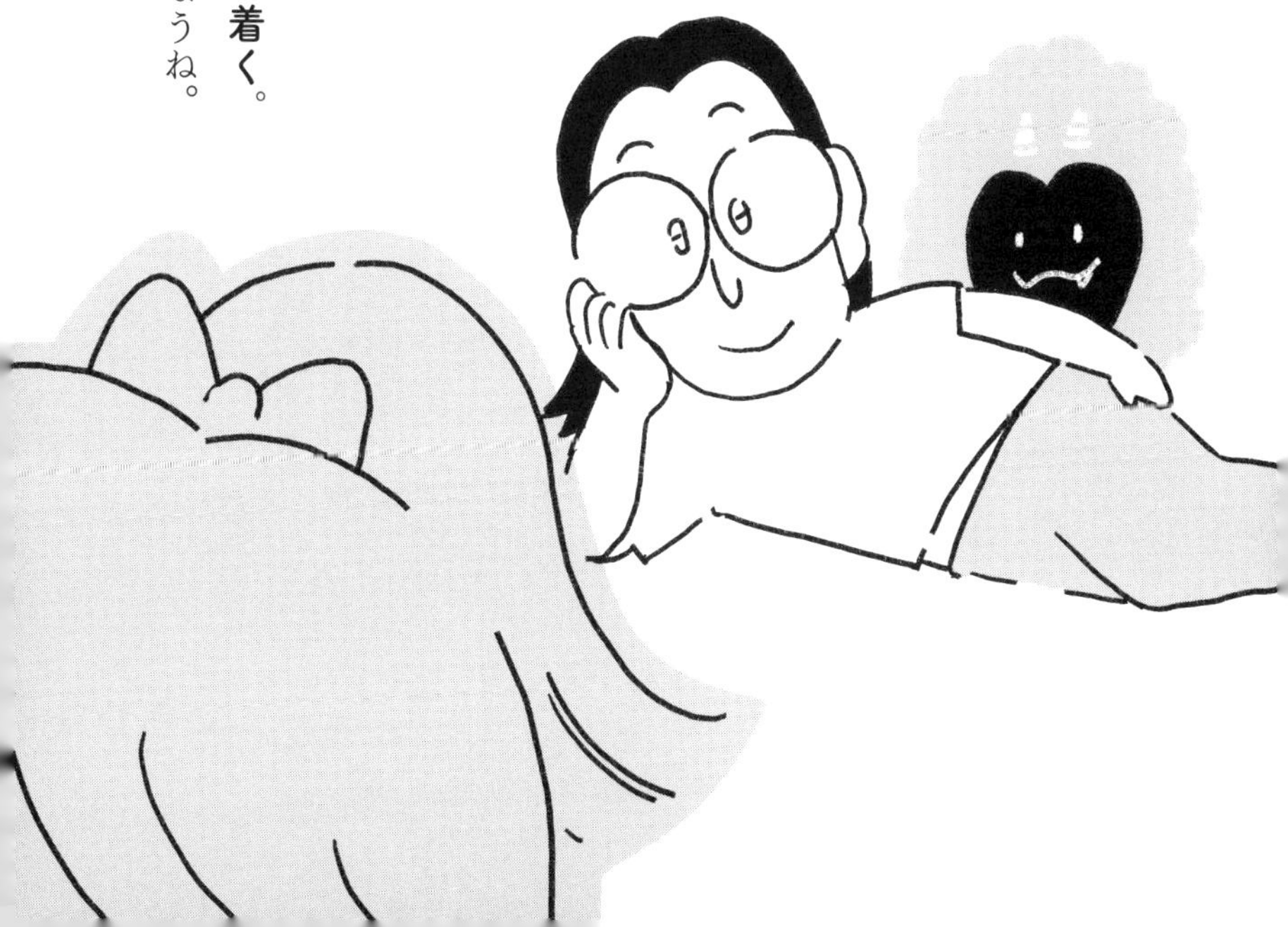

# 離れても、心はつながっている

私は19歳のときに実家を出ました。だから、そのときから妹が亡くなるまでの間は、年に一回、会えるか会えないか。私が香港に一時帰国しても、妹が入院したりしていると、会えない。そんなときもありました。

だから電話できる状態であれば、海外にいても、私は妹に毎日、国際電話をしていました。

今ですと、LINEを持っていれば、世界中どこにいても、ある程度連絡は取りやすいです。けれど、これは15～6年も前の話なので、スマホもなければ、インターネットも、今のように早くはなかったのです。

それでも、電話できるときは妹に電話をして、元気にしているかどうか、入院中に困ったことはないか、入院中にできたお友達はどんな人か……などなど、一緒に住んでいたときよりも、たくさん話をしましたね。

妹が亡くなる前の一年ほどは、毎日「おやすみ」の電話をしていました。妹は、私が仕事で残業して電話をするのが遅くなっても、私からの「おやすみ」のメッセージを待っていてくれました。

とはいえ、亡くなる前の最後の一年は、妹の病気が悪化して意識がはっきりしなかったりしたので、あまりしゃべることはできなかったのですが……。

それでも、電話を取ることだけは、妹は毎日のように頑張ってくれました。

妹とは「仲がいい」というより、

**「絆が深かった」**

といったほうが正しいかもしれないです。

## 私が今も、「妹と一緒に生きている」ことを実感できるわけ

話を戻します。

仕事の後、親から妹の訃報《ふほう》を受け取った私は、それをすぐに受け入れることができず、しばらく呆然《ぼうぜん》としていました。

**「最後の最後に、会えなかった」**

**「自分は一体、兄として何をしてるんだ」**

悲しくてくやしくて、仕方なかったのです。

当時のことは、今でも覚えています。

会社でその電話を受けたとき、たまたま同僚が横にいたので、電話を切った後、思わずその人に向かってこうつぶやきました。

**「今、妹が亡くなった……」**

とても一人じゃ、その事実を受け止めきれなかったのでしょうね。誰かに言いたくてたまらなかったのだと思います。

それを聞いた同僚は、黙って私を家まで送ってくれました。

でも、家に帰っても、私はまだ混乱し、疑っていました。

「さっきの電話は、本当だったのか？」

「あれは現実だったのか？」

「夢を見ているんじゃないだろうか？」

だって、たった2日前までは、普通に妹と電話していたのです。

急に亡くなったと言われても、受け入れられるわけがないですよね。

## 「自分にできること」に目を向ける
## ——ロン毛メガネの場合

しかし、いくら悲しんでも、苦しんでも、妹は戻ってくることはありません。
薄情《はくじょう》ではないですが、時間をかけながらでも、徐々に、

**「妹はこんな私を見たくないはずだ」**
**「妹が生きたくても生きることができなかった明日を、私が代わりに生きる」**

そう切り替えることにしました。
悲しみ、くやしさを受け入れて、原動力に変えてきました。
今、このように、書籍を書くことができているのは、妹のおかげだと思います。
実は4年前、ＹｏｕＴｕｂｅを始めようかどうしようかと悩んでいたときに、妹の

夢を見たのです。夢の中で妹から、

**「今が変え時だよ」**

こう言われたのが、実はＹｏｕＴｕｂｅを始めたきっかけなのです。

ＹｏｕＴｕｂｅを始めたことによって、書籍を出版すること、自分のブランドを立ち上げることができました。

ですから、これも全部、今は亡き妹のおかげ様です。

ちなみに私の漢方ブランドの名前は「澄善堂」といいます。

これは、自分のブランドを立ち上げたときに、妹の名前の中の一文字「澄」を、どうしても使いたかったから。だから、澄善堂となったわけです。

**このように、妹は今も、私の心の中で一緒に生き続けているのです。**

## 忘れなければ、「大切な人」は心の中で生き続けている

病のために、妹は若くして亡くなりました。

でも、忘れることさえなければ、ずっと私の心の中に生きているはずです。

人は肉体が死んでも、誰かの記憶の中に残っている限り、その人の心の中に生き続ける。

**誰からも思い出されなくなったとき。それが、人が本当に亡くなるときだ**と私は考えています。

個人的なお話を述べてきましたが、何をお伝えしたかったかというと、

**心は体とつながっていて、**
**心の状態によって行動が変わります、**ということ。

もし、私がそのまま悲しみから抜け出せなかったら、今はこの書籍を書くことはないし、ＹｏｕＴｕｂｅで発信することもないし、澄善堂は生まれなかったと思います。

つまり、

## 心境、情緒、感情一つで、
## 健康も人生も変わる。

だから、冒頭でも述べたように「心の養生」が大事なわけです。

# 「思慮を減らす」と、体調を改善できる

前項の続きです。

東洋医学では、「心の養生」をとても大事にしていると述べました。

これを、「情志養生」と呼んだりします（「情志」というのは、情緒や感情のこと。つまり、**「〝こころ〟のこと」**ですね）。

これまでにも述べてきましたが、情緒は五臓と気血の巡りに影響を与えると考えられていて、情緒が過剰になると、不調や病気を引き起こすのです。

そして、東洋医学では、私たちのメンタルの状態を、次の3ランクに分けて定義し

ています。

最高な状態は「**無情緒**」。

次によい状態は、**情緒を変えることができる状態のこと。**

次の、3つの中で最悪の状態は、**同じ情緒が長期化して、慢性的に体に負担をかけてしまうこと**です。

## 情緒は「巡り」に影響を与える

**養生の基本は、気血を滞りなく巡らせること**です。そして、巡りに影響を与えやすいのが、情緒なんですね。情緒は気血の巡りを左右します、情緒によって、

**気は上に昇ったり（怒）、**

**下に流れたり（恐）、**

**ゆるまったり（喜）、**
**消耗したり（悲）、**
**気血が混乱したり（驚）**します。

特に、**思い悩む、考えすぎる、憂い（心配し）すぎると、気血は滞って、多くの不調を引き起こしますね。**

ここまで読んでいただいた皆さんには、ある程度、情緒と体はつながっているということをお伝えできたのではと思います。

次の第7章では、東洋医学の「心の養生」（情志養生）について、より深く話していきます。

COLUMN

## 「楽しむこと」こそ健康への近道！
## 105歳まで全力で駆け抜けたおじいちゃんの話

体の健康はもちろん大事ですけど、体の健康だけあっても人生には物足りないかと思います。

うちのおばあちゃんは真面目な人で、生前、毎日運動して、健康に気をつけていましたが、いつも「長生きしたくない、疲れる」と言っていました。おばあちゃんの体は健康でしたが……、果たして、心はどうだったでしょう！？！？

その一方、中医師だったおじいちゃんの過ごし方は、真面目なおばあちゃんとは正反対でした。お酒を飲んだり、好きなことをしたりして、自由に生きていました。毎日、近所のおばあちゃんたちと歌っていて、「生きていて楽しい」と言っていました。おかげさまで、おじいちゃんは１０５歳まで長生きしましたよ。

いい人生かどうかって、「どれほど長く生きるか」ではなくて、「どう生きているか」

で決まるんじゃないかなあと私は思っています。つまり、「心の在り方」が大事だと思います。

もちろん、好き勝手に生きればいい、自分さえ楽しければそれでいいと言いたいわけではないです。しかし、どうか他人や物事に執着しすぎたり、悩みすぎたりしないようにしてください。心を解放しましょう。

命は日々、減っていきます、人生は長いようで短いです。

よくない出来事、よくない人間関係に執着しても、仕方がないです。どうか、今日のよくない出来事が、「明日の自分」に影響を与えないようにしてください！

どんなによくない出来事も、必ず過去になります。過去に囚われて、ずっとマイナスな感情、情緒で過ごすのは、賢い過ごし方ではないです。

今からでも遅くないので、「忘れる」ことを学びましょう。

自分を傷つけた人を忘れよう、よくない出来事を忘れよう、悩み事を忘れよう。

明日は新しい１日です。

# 第7章

# 時には、感情を「ひと休み」

## 「気になること」から
## ちょっと離れてみる

# 東洋医学が教える「心を休ませる」ヒント

儒教の四書五経である『中庸《ちゅうよう》』という書の中に、

「喜怒哀樂之未發、謂之中、
發而皆中節、謂之和。
中也者（略）致中和、天地位焉。
萬物育焉」

と書かれています。

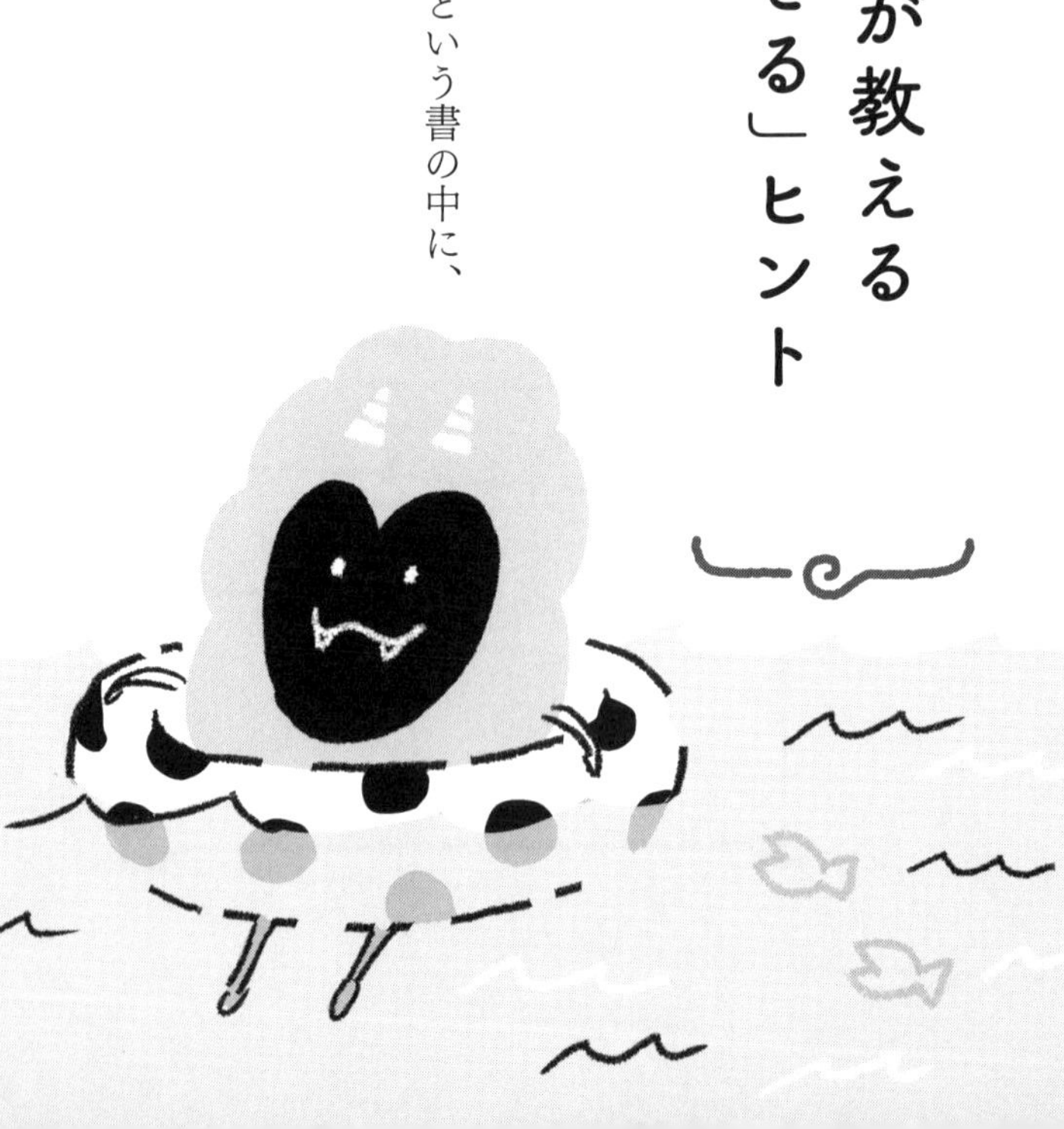

私なりに訳すと、こうなります。

喜《き》怒《ど》哀《あい》樂《らく》という情緒が発生していなくて、
精神状態がどっちにも偏《かたよ》っていない状態を
「中」と呼ぶ。

喜怒哀樂という情緒が発生しているが、
度を超えないように調節できる状態は
「和」と呼ぶ。

「中」と「和」を実践できれば、
世の中、自然界を含めて平和になり、
バランスが取れた調和の状態になって、
万物は健康的に育つ

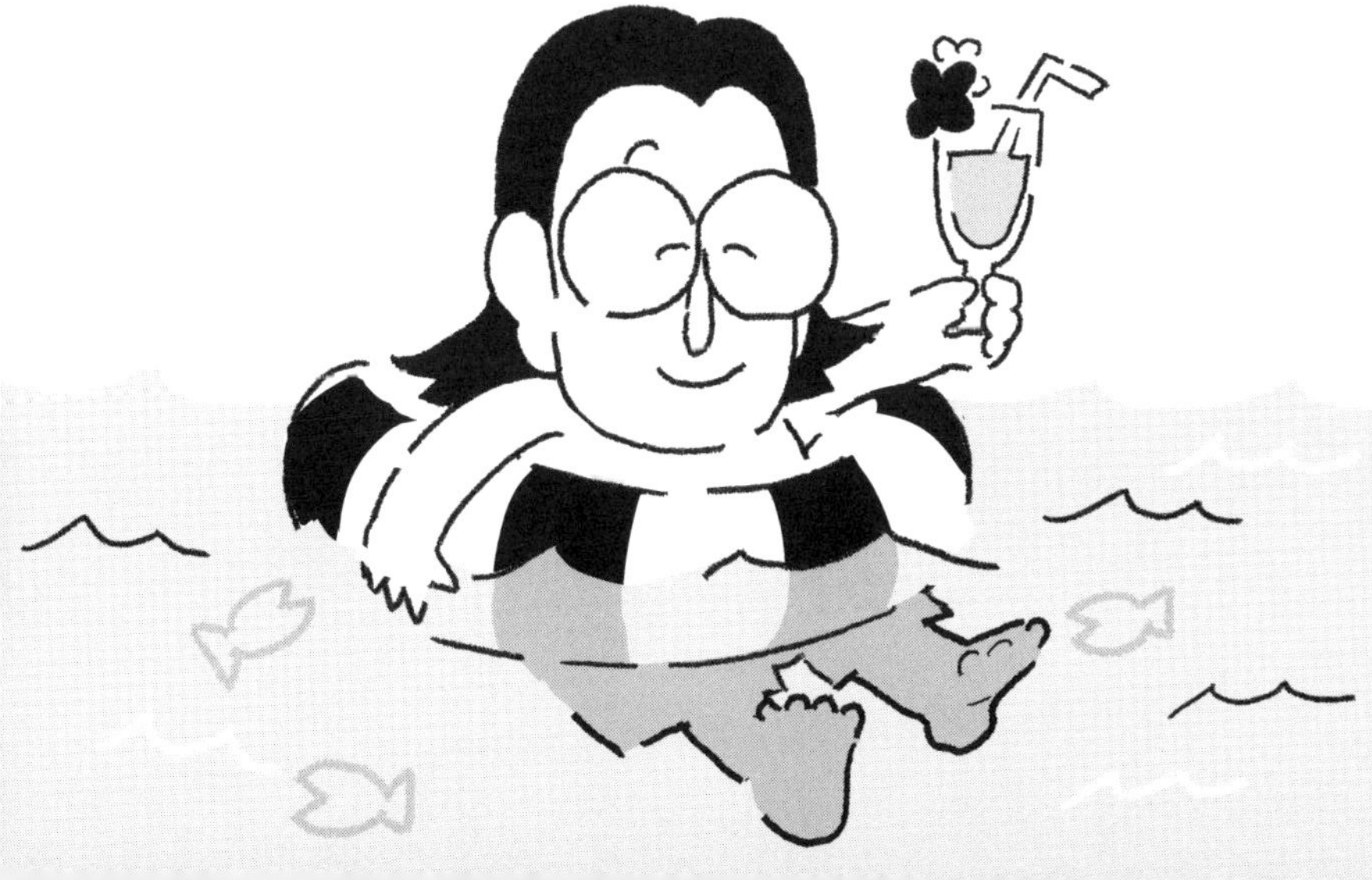

という意味です。

この文章の中で、大事なのは「中」と「和」です。

**ここの「中」というのは、「中庸」のことです。**

**「和」は平和、調和のこと**ですね。

しかし、気をつけてほしいのは、中庸というのは、決して、平凡、普通、中間という意味ではないということです！

次項で、日本の皆さんにもなじみ深い例を用いながら、「中」と「和」の状態についてご説明していきましょう！

# 東洋医学で最高とされる「心の持ち方」とは

ここでいう「**中庸**」**とは、最善、最高の意味**を持ちます。

学校の成績でたとえてみましょう。

一般的に、中庸と聞いてイメージするのであれば、それは、「中くらいの成績を取る」ことです。一位じゃないですよね。

しかし、この文章の中に出てくる「**中庸**」**というのは、クラスで一位を取ること**です。

**最高の成績を取ること**です。

ということは、この文章は、

**「中庸、つまり最高の精神状態に到達するためには、喜怒哀樂などの情緒や感情は発生させないことが必要」**

といっています。

それが「無情緒」です。

これを聞いて、え!?　と思われた方もいるのではないでしょうか。

**情緒は発散させたほうがいいと、**
**さっき言ったじゃないですか!?**
**押さえ込むのはよくないと思いますよ！**

という声が聞こえてきますね。

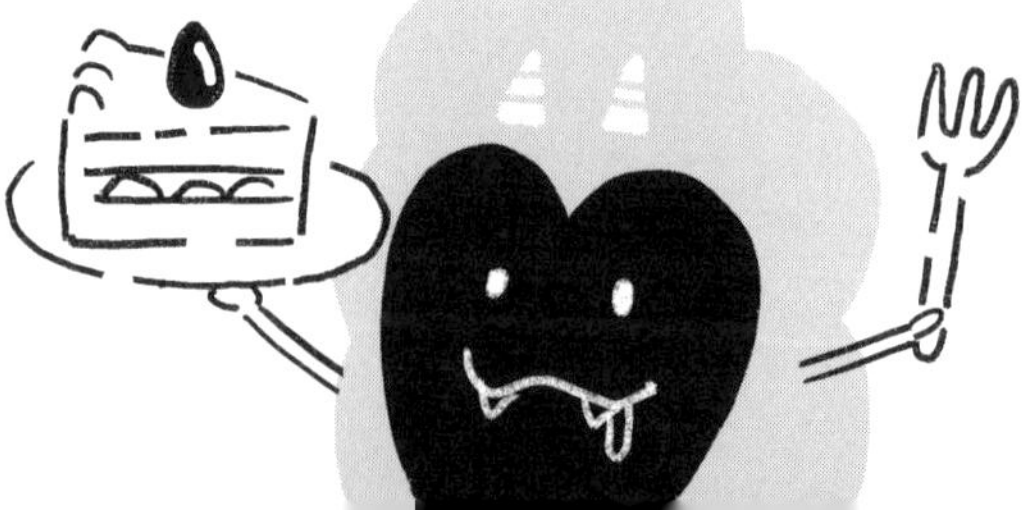

私の答えは、
「もちろんその通り！」です。
情緒が発生したら、発散したほうがいいです。
押さえ込むのはよくないです。

**心に従って度を超えないように**
**調節しましょう！**
それが前述の文章の「和」の状態ですよ。

情緒を持つのはいいです。
**過剰にさえ**
**ならなければいい**のです。

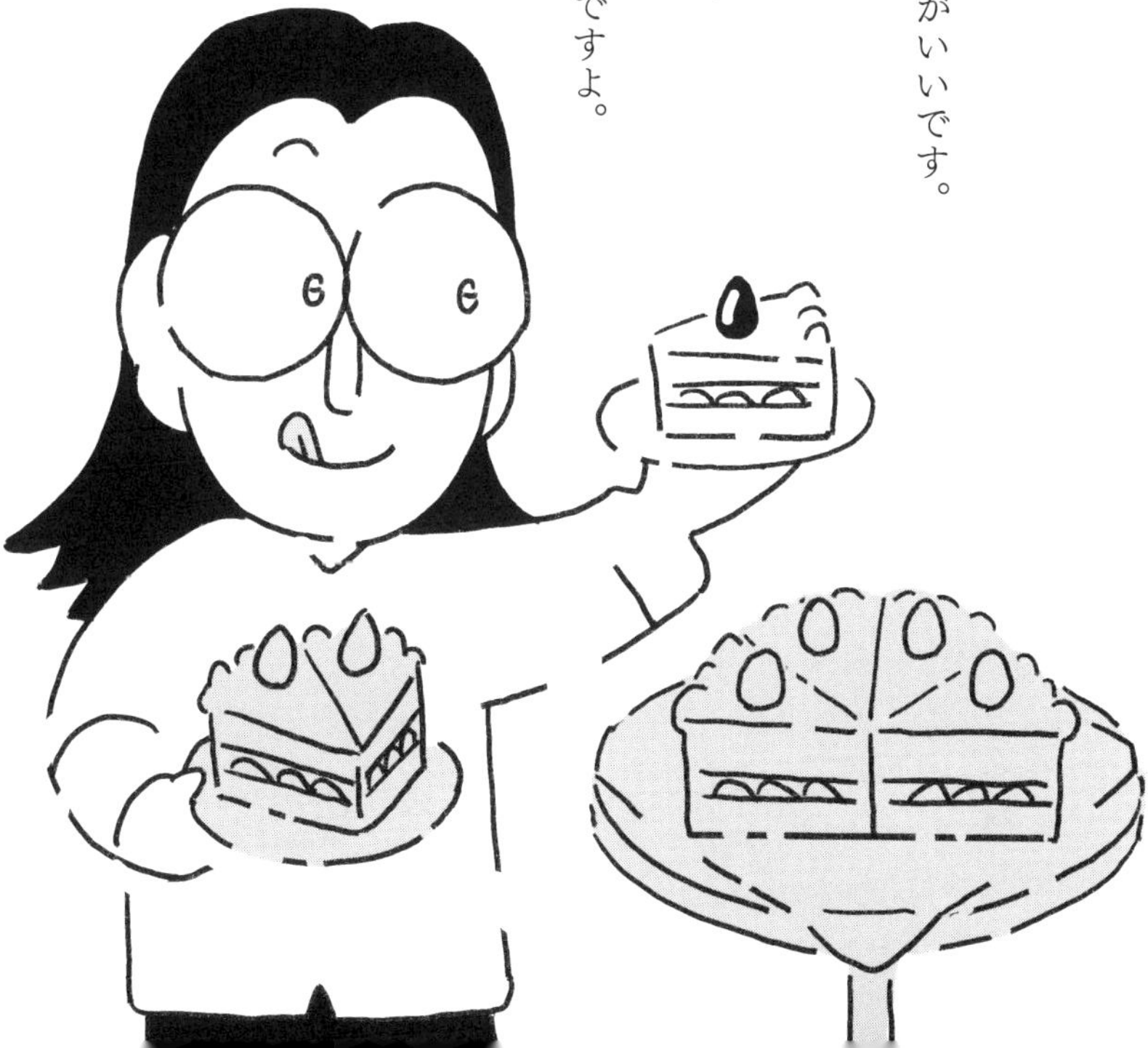

# 例えば道でぶつかられたとき、あなたならどう「反応」する？

うん！？！？　もう、難しくって意味がわからない！　この本を読むのや〜めた、と思った、そこのあなた！

私にもう少しお時間ください。ここで、わかりやすい例を書きます。

例えば、街で歩いていて誰かとすれ違ったときに肩をぶつけられて、よろけて倒れてしまったとします。あなたはどう感じますか？　怒りますか？　泣きますか？

もちろん、「悲しい」という情緒が生まれたら泣いてもいいし、「怒り」という情緒が生まれたなら、少しなら相手に怒ってもいいと思います。

度を過ぎなければ、それは「和」の状態です。

しかし、ぶつけられて転んだとしても、

**「私は大丈夫ですよ。逆に、そちらは大丈夫ですか？」**

と、さらりと言える人がいますよね。

これが「中」の状態です。**たとえ同じ出来事でも、人によって全く違う反応、違う感情、情緒が生まれるのです。**

## 感情を「長引かせない」ために

**起こった出来事に対する反応として、何かしらの情緒が生まれるのは、人間である以上、避けられません。**しかし、あまりにも簡単に情緒を発生させてしまうと、冷静さ、理性を保つことが難しくなりますよね。

例えば、人にぶつけられて転んでしまったとしても、その背景には、様々な理由が考えられます。

もしかしたら、相手はけがをしていたからフラついたなど、やむを得ない理由であなたにぶつかってきたのもしれません。もしくは、相手も誰かからぶつかられてよろけた……など、被害者だったのかもしれない。そういった事情は、他人からはすぐにはわかりません。

だからもし、あなたが人にぶつかられたとき、怒りや悲しみなどの情緒をすぐ発生させてしまうと、第三者目線で、客観的に物事を見ることが難しくなります。

なので、**まずは「揺らぎにくい心」を持つことが大事**です。

つまり、情緒が発生したとしても、何か具体的な行動に移す前に、いったん冷静になれるようにする。

一瞬、心が揺れてしまうことは、誰にとっても避けられないと思います。ですが、

## すぐ落ち着かせることができれば、大丈夫なんですね。

# ネガティブもポジティブも「せいぜい1日まで」と決める

先ほども書いたですが、「和」とは、情緒が発生しても、度を超えない状態のことです。怒りすぎない、悲しみすぎない、恐れすぎない、などはもちろんですけど、もう一つ、わかりやすい「度」（目安）があります。

それは、**時間**ですね。

**感情を抱いても、次の日に持ち越さない、長引かせないこと**です。

アンガーマネジメントの本などでもよくいわれますが、**情緒のピークは長くて6秒が限界**だといわれていて、その6秒を耐えれば、その後は少しずつ落ち着いていくそうです。特に**怒りやイライラなどの情緒を感じたときは、すぐその場所を離れて、目を閉じる**などしましょう。そうやって数秒間深呼吸すると、気持ちは落ち着きますね。

もし、その後でも、怒りを思い出してしまって、忘れられなくてまたイライラしてきたとしたら、**それは「怒り」というより「執着」のせい**です（執着をはじめ、思い通りにいかないことへの対処法については、後ほど第10章でくわしくお話ししていきます）。**ほかの情緒は「抱いても、せいぜい1日まで」という時間制限を設けておくといい**ですね。悲しんでも1日まで、興奮して喜ぶのも1日まで……といった感じです。

一番わかりやすい目安は、

## 一晩寝たら忘れること。

朝、目が覚めて起きると新しい1日、そして新しい自分だと考えるといいですね。

# 「感情的」になってもOK!<br>ただし「気分転換」は大事

ここまで「中」と「和」について、お話ししてきました。

正直、「中」、つまり「無情緒」になるのは、とても難しいです。悟りが必要ですね。

理屈ではわかっていても、本当に実践できる人は非常に少ない!

なので、個人的には**「和」の状態ができれば、十分、心の養生ができているんじゃないかな**と思います。

もし「和」ができなければ、同じ感情、情緒が、1週間も2週間も、さらに1年、時には10年も続いてしまうということ。
これは、やはり不調につながります。
なので、

どんな情緒であっても
「気分転換」が大事なんです。

# 重症化しやすい情緒、長引く不調を引き起こしやすい情緒

情緒というのは、両面性があって、必ずいい面と悪い面があります。そして過剰な情緒は、不調や病気を引き起こす、と述べてきました。

その一方、五臓の不調も情緒に影響を与えます。

一般的に、悲しみ、恐れ、憂い、思い悩みなども、長引かなければ、体に影響はないといわれています。

しかし、**もしその感情や情緒が強烈すぎたり、長引いたりすると、体の許容範囲を超えてしまって、不調を引き起こす**わけです。

実は、情緒の性質によって、病気への影響にも違いがあると考えられています。

**怒による病気は、重症化しやすい。**
**憂、思、悲による病気は、慢性化しやすい。**
**驚や恐による病気は、急性が多い。**
**喜は、病気につながる可能性が低い。**

そして、怒り、驚き、恐れ、喜びといった感情は急に来る場合が多くて、短時間で病気にまで発展しやすい。
憂い、思い悩み、悲しみは長引く場合が多くて、何回か繰り返したり、長引かせたりしてしまわなければ、病気にまでは発展しにくい、と言われています。

# 自分の「情緒タイプ」を知ろう

東洋医学の古典『黄帝内経』では、人の生まれつきのタイプ分けが紹介されています。東洋医学でも、まるで占星術や血液型占いのように、**人によって生まれ持った性質のタイプがあると考えられている**のが面白いですね。

五行でいう火が強い人もいれば、水が強い人もいるし、またはバランスが整っているタイプの人もいます。

この生まれ持った性質には5種類あり、タイプによって、ダメージを受けやすい情緒に違いがあるとされています。次項から、一つずつご紹介しましょう。

情緒タイプ❶

# 優しくて芯の強い木タイプ（少陰）

性格の特徴：**一言でまとめると、めっちゃ優しい人**です。

誰に対しても平等に接する、優しさ、同情心、慈愛の持ち主です。心が広くて、感情豊か。楽観的で社交的、しゃべり方は柔らかくて優しさがあふれます。

しかし、自分が正しいと思ったことは絶対譲らない、自分の道を曲げない人です。立ったまま死ぬことはあっても、膝が地について生きることはない、といわれるほどです。要は、死んでも自分が信じていることを守り抜く印象がありますね。

よく言えば意志力が強い。悪く言えば、頑固なんですね。

情緒タイプ❷

# 才気煥発で激しい火タイプ（太陽）

性格の特徴：**一言でまとめると、せっかちな人**です。歩くのがやや早め、考えるよりは体が先に動いてしまう人ですね。細かいことは気にしなくて、大胆に行動するのが特徴です。何か頼まれると、とりあえず「いいですよ」と答えますが、できるかどうかは本人もわかっていない場合があります。

頭の回転が速いので、何も考えていないように見えて、実はめっちゃ考えている場合もあります。とにかく、行動力があって、早くて、心が強くて、簡単には折れない人です。とても外向的です。しかし、衝動的な一面があり、言葉を選ぶ前に口に出してしまって、トラブルになることもあります。

## 情緒タイプ❸

# 誠実で温和な土タイプ（陰陽平和）

性格の特徴：**一言でまとめると、誠実な人**です。忠誠心が強くて、有言実行の人です。寛容さ、心の広さは計り知れないほどです。我慢強いですよね。

簡単にあきらめることなく、自分が始めたことをちゃんと最後までやり遂げます。情緒の波があまりなくて、温厚で人懐こいです。嘘を言わず、誠実で気配りができて、言葉を選ぶのが上手な人ですね。

しかし、ぼーっとしやすかったり、間が抜けたり、頭が回らなかったり、なかなか行動に移さなかったりするときがあります。

情緒タイプ❹

# 義理堅く情熱家の金タイプ（少陽）

性格の特徴：**一言でまとめると、義理堅い人**です。

見た目は真面目で厳しく見えます、火タイプのようにノリで行動することはなくて、しっかりしています。

外見は冷たく見えますが、実は内側には情熱が潜んでいて、義理があって、同情心もあって、とても優しい人です。

しかし、考えが少し古くて頭が硬い部分もあって、真面目で優しいのですが、融通が利かない場合もあります。そして、少し変わっている部分もあって、いつも一人で何かを黙々とやっているイメージです。

## 情緒タイプ❺

# モテモテアイデアマンの水タイプ（太陰）

性格の特徴：**一言でまとめると、軍師のような人**です。思慮深くて、知識が多くて、黙って考えていることが多いです。

水のように常に流れていて、静かなイメージかと思えば、実はよく動いています。あっちこっち行ったりして、なかなかじっとしているということがないです。

また、頭の回転が速く、アイデアがバンバン出てくるような人です。水のようにサラリと物事を受け流すことができるので、人と衝突することはあまりない印象ですね。

しかし、知識を多く持っていてモテるので、自分を過信して人を見下したり、行動パターンが読めなかったりすることがあります。

# 人によって、生まれつきの性質に「違い」がある

ここまで述べたように、人には大きく5タイプがあります。

火と水はどちらも極端な性格で、土は比較的、バランスが取れている性格です。

火タイプや金タイプの人は陰より陽のほうが強いので、同じ怒りでも、着火しやすくて、怒りの影響を受けやすいといえます。

木タイプや水タイプの人は、陽よりは陰が多いので、悲しみ、憂い、恐れなどの影響を受けやすいといえます。

土タイプは、これらよりバランスが取れていますが、五行では「土属性」は「思」に属しているので、思い悩みやすくて、思慮の影響を受けやすいといえますね。

何を言いたいのかというと、**人によって同じ物事に対して生まれる情緒は違うし、同じ情緒に対して受ける影響が違ったりする**、ということです。

一口に情緒といっても、

**個人差があることを忘れてはいけないのです。**

## たとえ「自分の情緒タイプ、イヤだなあ」と思ったとしても

日本では、生まれてきた赤ちゃんの名前を付けるとき、姓名判断をする親が多いそうですね。これと同じように、香港では、「算命学」を使って、子供の名前に使う漢字を親が選びます（もちろん全員ではないです。でも、占いを名付けの参考にする香港人は多いと思いますね）。

私自身も、そうです！　私が生まれたとき、親が「黄大仙」というお寺に行って、そこにいる「算命学」に精通しているおじいさんに、私の生年月日を判断してもらったそうです。私の生年月日、生まれた時間、性別などで、これからの運命を占うわけです。

そのとき、私の人生は五行でいうと、「火」と「金」が足りないと指摘されました。そこで、親は、私の名前には、「火」と「金」の要素のある漢字を使ったわけです。

そのおかげで、多少、バランスが取れるようになったのではないかと思います。自分で言うのもアレですが、元々、私自身は土タイプに近いです。そこに、少し水タイプも混ざっているんじゃないかなと感じます。なので、思い悩みや憂いには、少し弱い気がします。

しかし、人間は成長しますし、地球は回っていて、四季は変わる。同様に、**体質も性格も、ずっと同じタイプに留まることはないんじゃないかな……と私は勝手に思っています。**

COLUMN

# 香港でよく当たる占いなら「〇〇」へ行きなさい!

もし、香港旅行に行って、本場の当たる占いを体験してみたいと思ったら、どこに行けばいいのか? まず、お寺に行ってください! お寺!? 耳を疑いますよね。そうです! 香港では、占いといえばお寺に行くのが一般的なんです。

先ほど黄大仙というお寺を紹介しました。香港で最も有名な道教のお寺で、観光名所にもなっています。ガイドブックで見たことがある人もいるでしょう。

黄大仙には、有名な東洋占いの専門家がたくさんいます。日本語を話せる占い師の先生もいるので、香港に遊びに行く際には、ぜひ占ってもらってください!

黄大仙は道教のお寺だとお伝えしましたが、エリアによっては、儒教、仏教の神様や仏様もお祀りされています。香港では、道教だけでなく、儒教と仏教も文化の中に溶け込んでいます。だから、それぞれの信仰がお互いを尊敬し合っています。

神様であれば、人々を善の方向に、いい方向に導く仲間でしょう! というノリのようです! なので、黄大仙には、様々な信仰を持つ人が訪れるのです。

# 第8章

# 薬に頼らずメンタルを整えるコツ、教えます

## 食べ物、お茶、ツボ……「ゆる養生」のススメ

# 心を強く、ラクにする方法は、こんなにある！

ここまでのご説明で、漢方養生の視点から
メンタルを強くする考え方については、
ある程度、知識は得てもらったと思います。
しかし、考え方を急に変えることは難しいので、
具体的に何かの行動を起こして、少しずつ、
ご自分の生活や習慣を変えていく必要があります。

そこで、今すぐできることから、

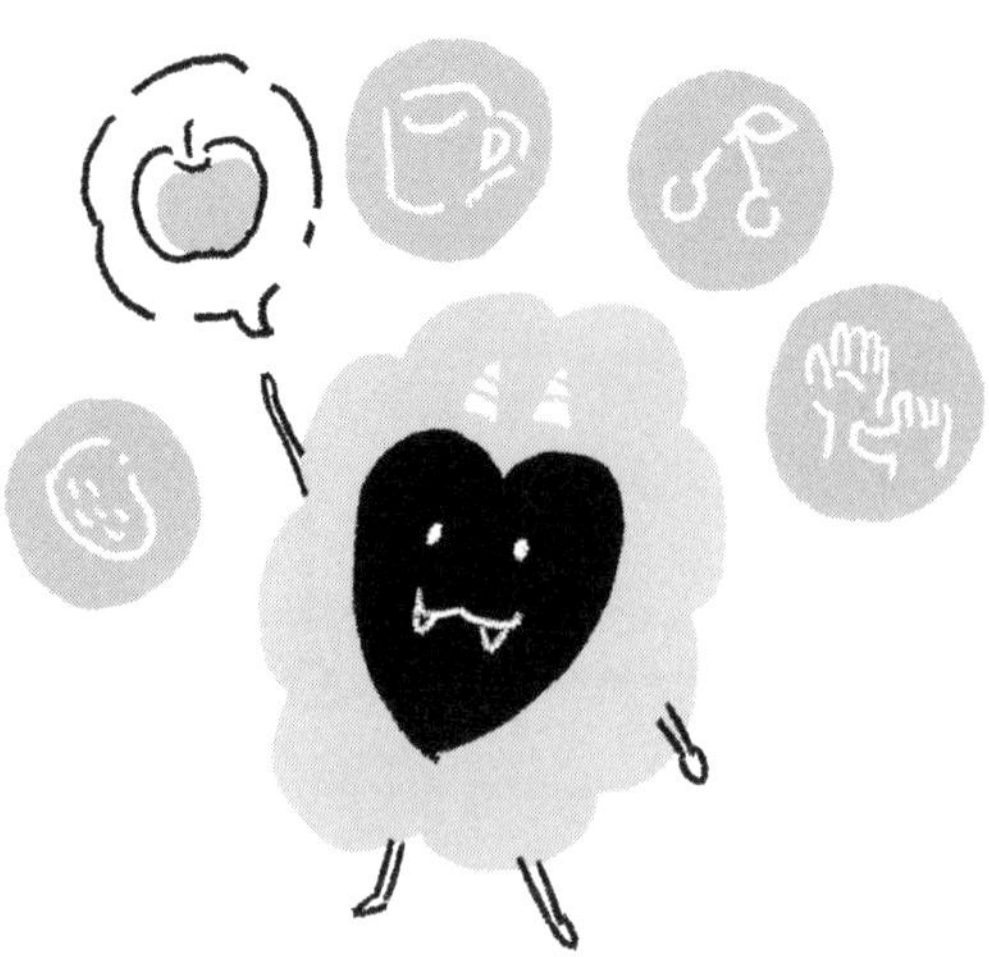

ご紹介していきたいと思います。
実は、食べ物やお茶、ツボなどを
ケアすることによって、
情緒を落ち着かせることができます。
繰り返しになりますが、
東洋医学には、
五臓六腑というものがあります。
感情・情緒は、それぞれ
臓腑と密接な関係があって、
体と心は密接につながっています。
なので、**食べ物、お茶やツボなどで**
**五臓を養うことによって、それが心のケアにもなる**というわけです。
これもまた、東洋医学の面白いところですよね。
**方法は一つじゃないということ!**
**選択がたくさんあって、自分に合った方法を取り入れることができます。**

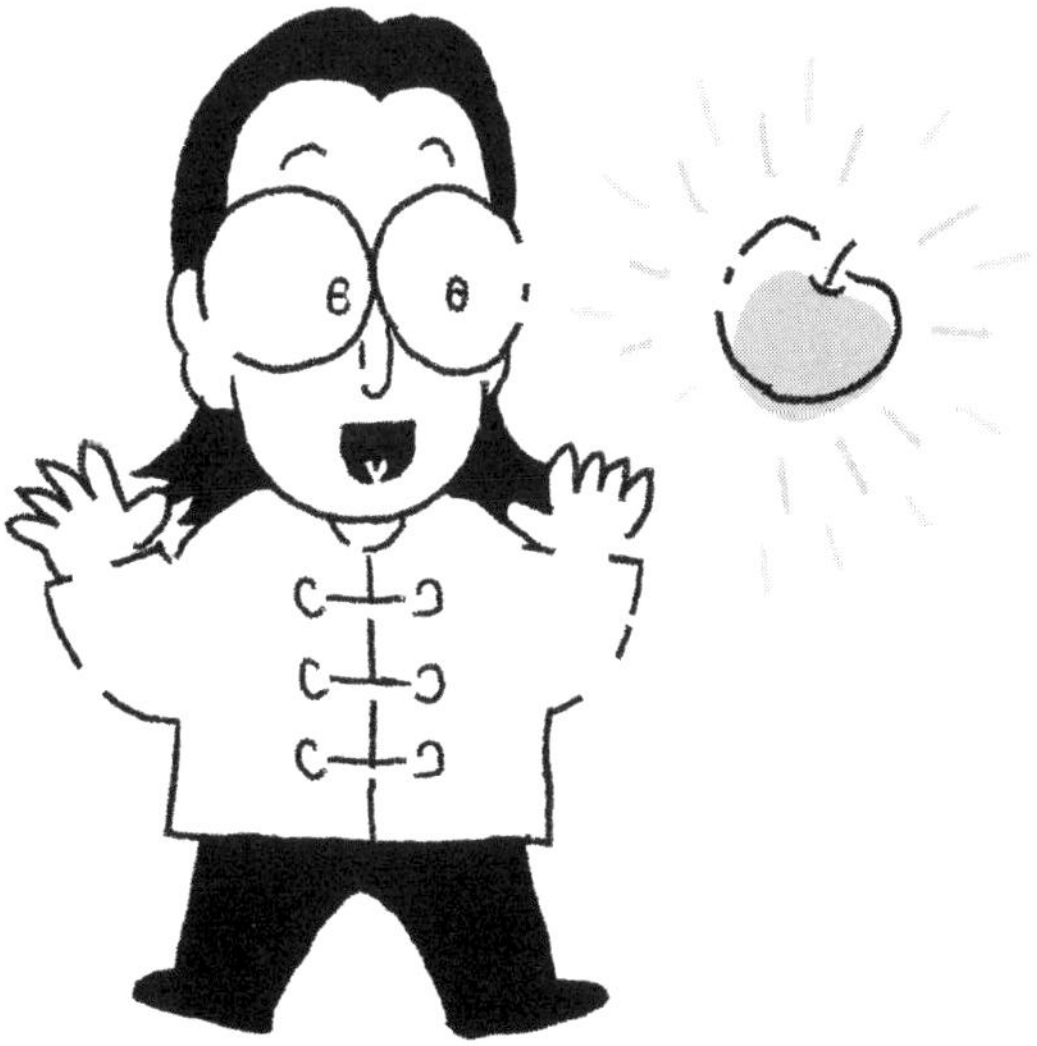

# 「食べる漢方」でメンタルを強くする！

東洋医学では、「五臓に不調があると情緒に影響を与える」と考えていることは、すでにお伝えしましたね。

例えば、

脾（胃腸）が弱くなると、思い悩みやすくなる、憂うつになりやすくなる。

肝気が詰まると、イライラしやすくなる、怒りやすくなる。

肺が弱くなると、悲しくなりやすくなる。

心が弱くなると、精神不安定になり、喜べなくなる、笑えなくなる。

**腎が弱くなると、ソワソワしやすくなる、不安になりやすくなる**

……などがあります。

実は食べ物やお茶で五臓を養い、補うことによって、情緒を安定させることが可能です。食事やお茶で、五臓を補佐してあげましょう！　体も心も健康になります。

**●何かとイライラしがちなときに——肝気を巡らせる食べ物＆お茶**

・**食べ物**：にら、ねぎ、パクチー、にんにくの芽、しそ、柑橘《かんきつ》系の果物、唐辛子、山椒など

・**お茶**：ミントティー、玫瑰花《まいかいか》茶、菊茶、くこの実茶など

**●メンタルが不安定になりがちなときに——心を養う食べ物＆お茶**

・**食べ物**：ナツメ、トマト、にんじん、桑の実、さくらんぼ、ゴーヤ、ハスの実、

龍眼肉《りゅうがんにく》など

・**お茶**：桑の実茶、龍眼肉茶、ナツメ茶、くこの実茶など

## ●つい、何事も気にしすぎるときに——脾を養う食べ物＆お茶

・**食べ物**：じゃがいも、山芋、長芋、かぼちゃ、とうもろこし、白米、もち米、キャベツ、きのこ類、お肉類など

・**お茶**：陳《ちん》皮《び》茶、とうもろこし茶、ウーロン茶、プーアル茶、麦茶、ナツメ茶、キンモクセイ茶など

## ●何だか悲しみや寂しさが離れないときに——肺を養う食べ物＆お茶

・**食べ物**：山芋、大根、ゆりね、ピーナッツ、梨、りんご、いちじく、白キクラゲなど

・**お茶**：ラカンカ茶、西洋人参茶など

### ●不安や恐れでソワソワするときに――腎を養う食べ物＆お茶

・**食べ物**：山芋、黒豆、黒胡麻、ピーナッツ、くるみ、桑の実、うなぎ、羊肉、エビ、牡蠣《かき》、栗、黒キクラゲなど

・**お茶**：杜仲《とちゅう》茶、桑の実茶、黒豆茶、くこの実茶、ナツメ茶など

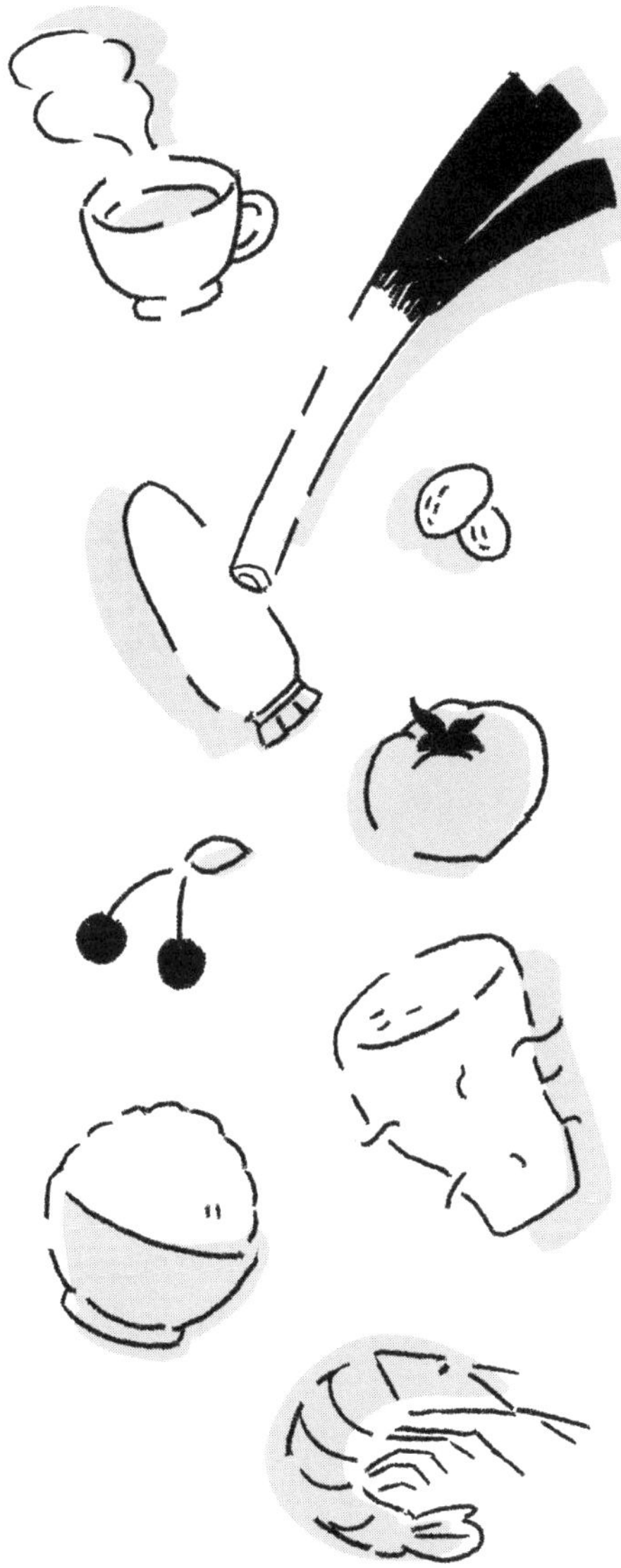

# 平常心を取り戻す「ツボ押し」養生

心を落ち着かせるツボを紹介しましょう。これからご紹介するツボは、比較的、位置がわかりやすい！　また、日常によくある、イライラするとき、落ち着かないとき、考え事が多いとき、眠れないとき……などの大きな助けとなります。

指で押したり触れたりするだけだから、時間もお金もかかりません。しかも、気持ちいい！　ぜひ、感情的になったときのお助けケアとして取り入れてみてください。

ツボ押しのコツとして、初心者には「3秒ルール」がおすすめです。ツボを3秒かけて押し込んで3秒キープ、3秒かけてゆっくり離す、というもの。こうすると、疲れずツボ押しができますよ。

## 神《しん》門《もん》

**場所**：手の小指と薬指の間から下に降りて、手首の横線に当たるあたりにあります。

**押し方**：3秒ルールを2～3分ほど繰り返すのがおすすめです。

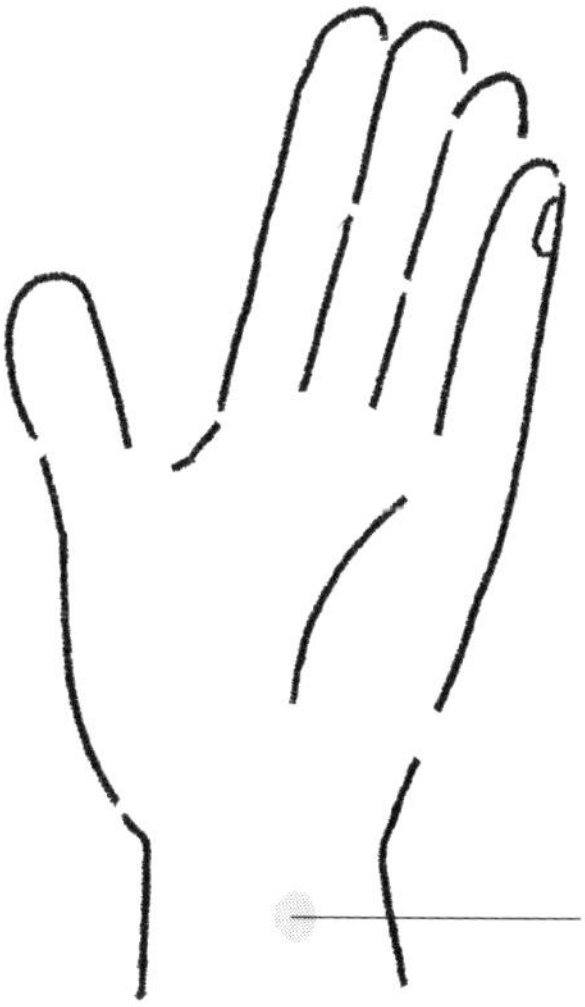

神門

**CHECK!**

神門は、手の少陰心経《しょういんしんけい》にあるツボで、不眠症、睡眠障害、自律神経失調、物忘れ、集中できないときによく使います。また、心の気を補い、精神を安定させる効果もあります。

## 内《ない》関《かん》

**場所**：手首の横線から指3本分、2本の縦筋の間にあります。

**押し方**：3秒ルールを2～3分ほど繰り返すのがおすすめです。

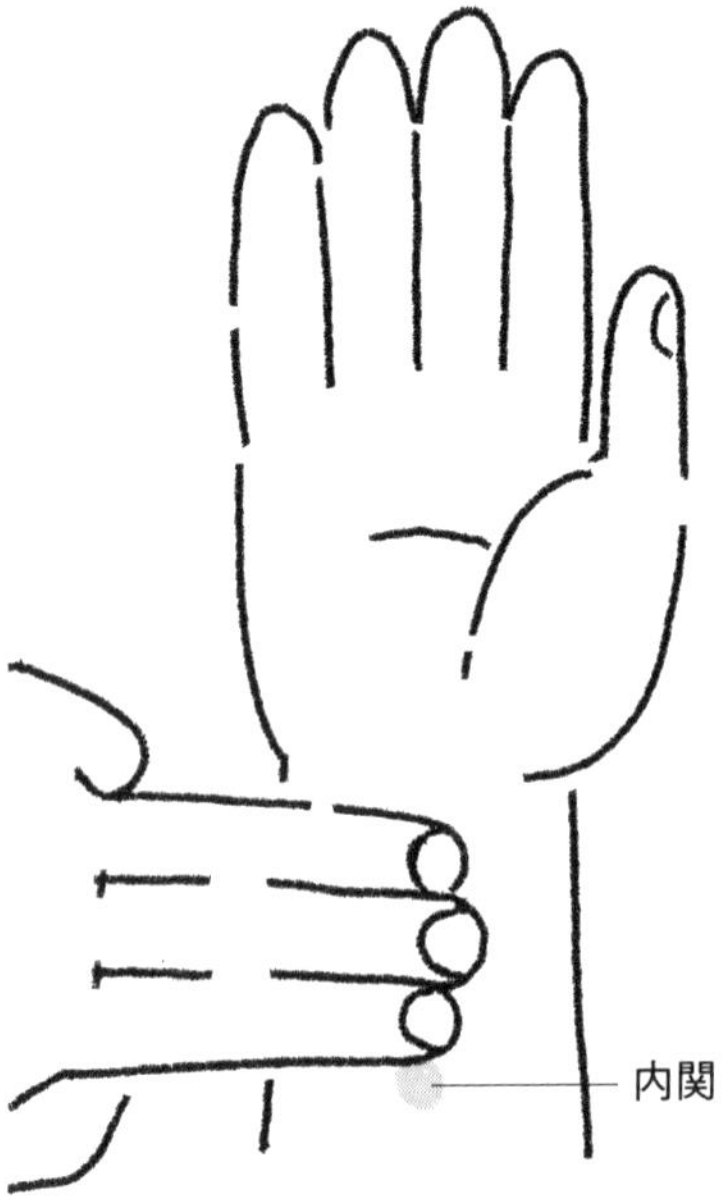


**CHECK!**

内関は、手の厥《けつ》陰《いん》心《しん》包《ぽう》経《けい》にあるツボで、頭痛、腹痛、精神不安定、不眠、吐き気が気になるときなどによく使われます。

内関を押してから、（前ページでご紹介した）神門を押す（または逆の順番でもいいですが）のもおすすめです。というのも、内関と神門をセットで押すと、精神安定、ストレス緩和、不眠解消などの効果が、より出やすいといわれています。

# 労《ろう》宮《きゅう》

**場所**：軽くこぶしを握ったときに、中指が当たるあたりにあります。

**押し方**：3秒ルールを3～5分ほど繰り返すのがおすすめです。

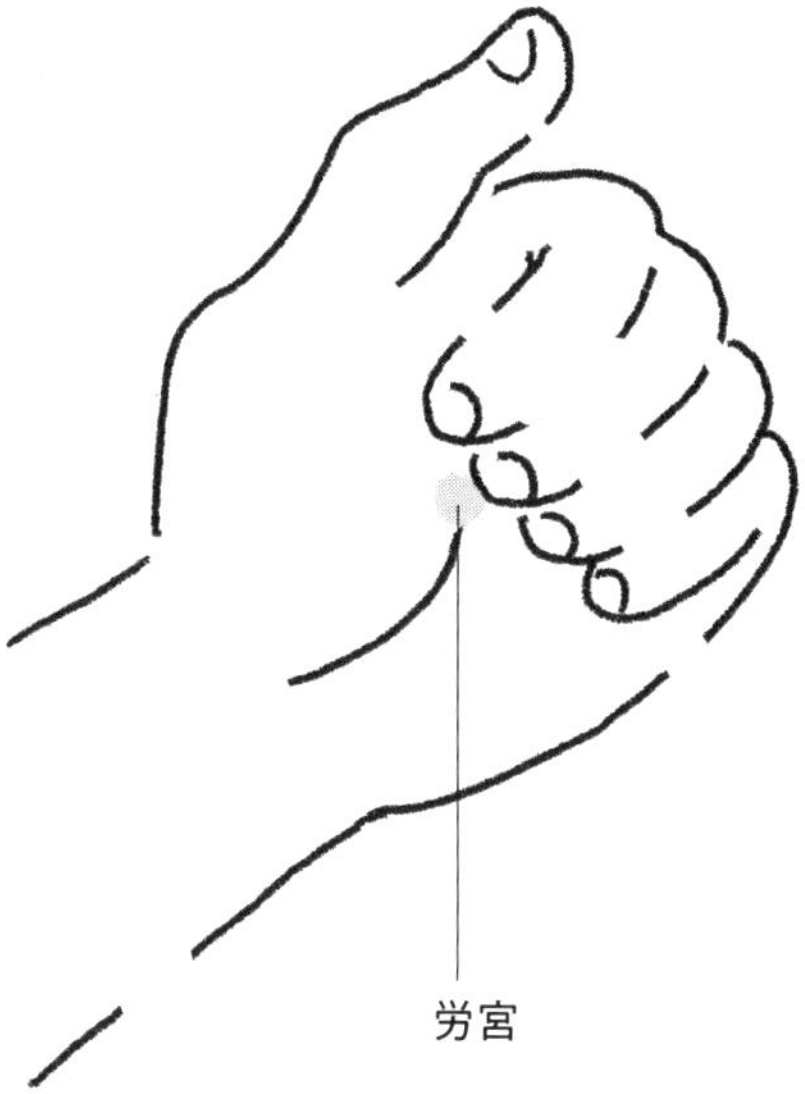


**CHECK!**

労宮は、前ページの内関と同じく手の厥陰心包経にあるツボで、緊張や不安を落ち着かせ、イライラを抑えたり睡眠障害を改善したりする効果があります。私も、心がソワソワして落ち着かないときにはよく使いますね。

# 行《こう》間《かん》

**場所**：足の親指と人差し指の間の付け根あたりにあります。

**押し方**：3秒ルールを2〜3分ほど繰り返すのがおすすめです。

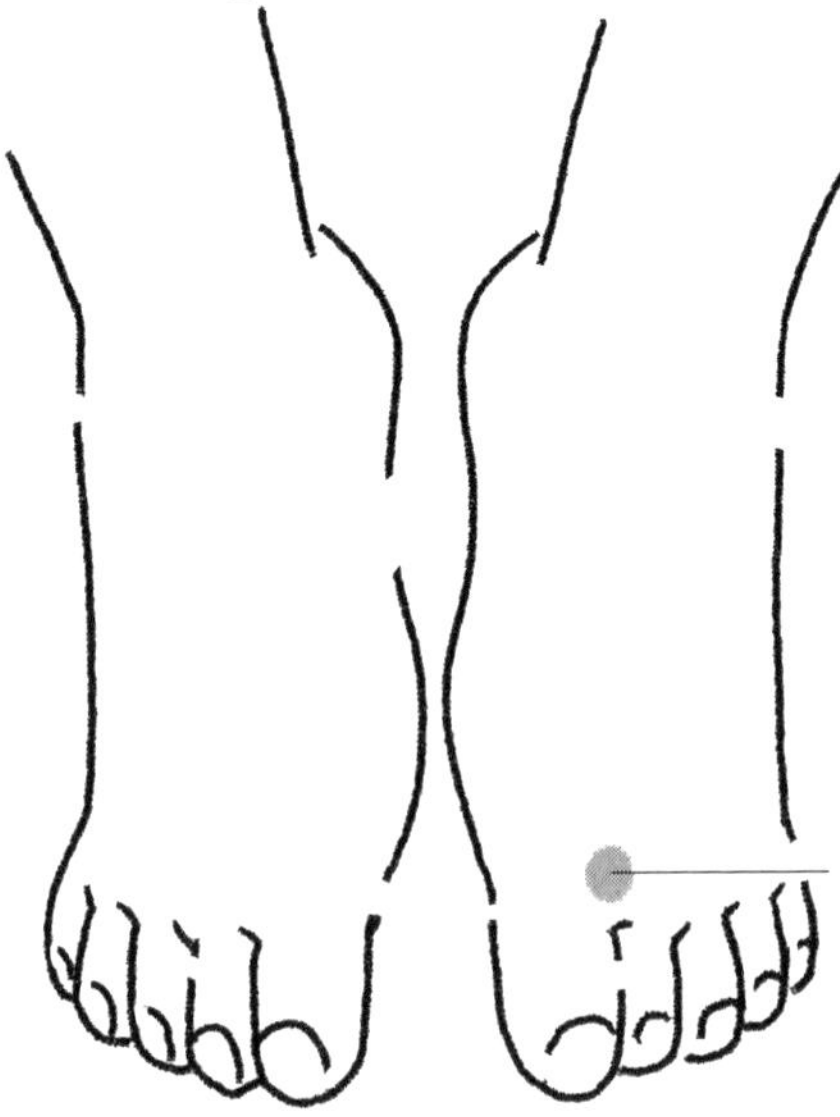


**CHECK!**

行間は、足の厥《けつ》陰《いん》肝《かん》経《けい》にあるツボで、不眠、不安障害、精神不安定、ソワソワするときなどによく使います。そのほかに、頭痛、めまい、生理痛、不正出血、高血圧などにも効果的です。

# 太《たい》衝《しょう》

**場所**：行間より足首のほうへ、指3本分のあたりにあります。

**押し方**：3秒ルールを2～3分ほど繰り返すのがおすすめです。

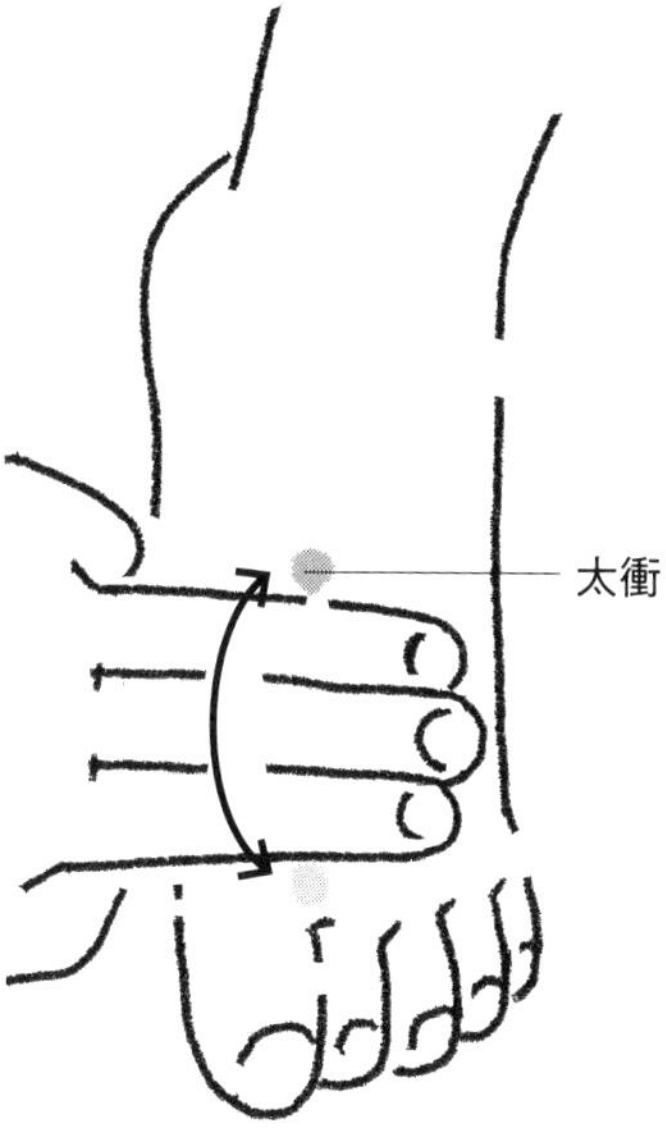


**CHECK!**

太衝は、前ページの行間と同じく足の厥陰肝経にあるツボで、うつうつするとき、悶々《もんもん》するとき、イライラするとき、また圧迫感があって呼吸が浅いときによく使います。そのほか、月経不順、歯茎が痛いときにも使えます。前ページの行間ととても近いので、太衝から行間に向けてマッサージすると、なお効果的です。ぜひセットで覚えてください！

COLUMN

## 笑うことは大きな「心の栄養」になる

北京にあるお寺に、こんな言葉が残されています。

弥勒佛《みろくぶつ》さま（俗にいう「笑佛《わらいぼとけ》さま」ですね）について、「大肚能容、容天下難容之事。開口便笑、笑世間可笑之人」と述べられているのです。

これをそのまま直訳すると、「弥勒佛さまの大きいお腹は、世間の喜怒哀楽の全て何でも受け入れる。常に笑っていて、特におかしな人や物事に対して、笑いながら見ている」となります。

ちょっと、何を言っているのかわかりにくいですよね……。

これをロン毛メガネ流に解釈すると、こうなります。

弥勒佛さまの大きなお腹というのは、心の広さ、心の在り方を表しているのではないかと思います。

弥勒佛さまは、常に笑顔で前向きです。心を広くして、お金や物事に執着しないように、気にしすぎないように、世の中の無常を受け入れると、生きるのがラクになり

ますし、楽しくなります。そして、

どんな場面でも、たとえそれが失敗でも、挫折でも、笑える余裕を持つことが大事だ。

……そう言っているのではないかと思います。

東洋医学の古典『黄帝内経』の中に「喜則氣和志達、營衛通利」という言葉があります。笑い、喜ぶと、気がスムーズに流れて、体と心がスッキリして、栄養が全身に行き渡るという意味です。

もう一つ、中国では「笑一笑十年少」という言葉があります。これは、笑うことで、10年も若返るよという意味なんですね。

日本にも、「笑う門《かど》には福来《きた》る」という言葉があるでしょう？　文化が違っても、やはり笑うことが大事にされているのは、世界共通なんですね。笑うことは、幸せ、健康をもたらすと、世界中で考えられています。

あなた、今日、笑いましたか？

# 第9章

# 日常には、今すぐできる「養生」があふれています

## 1日ひとつ、疲れが消えるヒント

# メンタルケアには、「動く養生」と「静かにする養生」の2つが必要

この章では、メンタルを強くして健康的な状態に保つために、私がやってきたこと、今でも続けていることを紹介します。

大丈夫、どなたにもできる簡単なことばかりです。日常には、すぐできる「養生」があふれているのです。

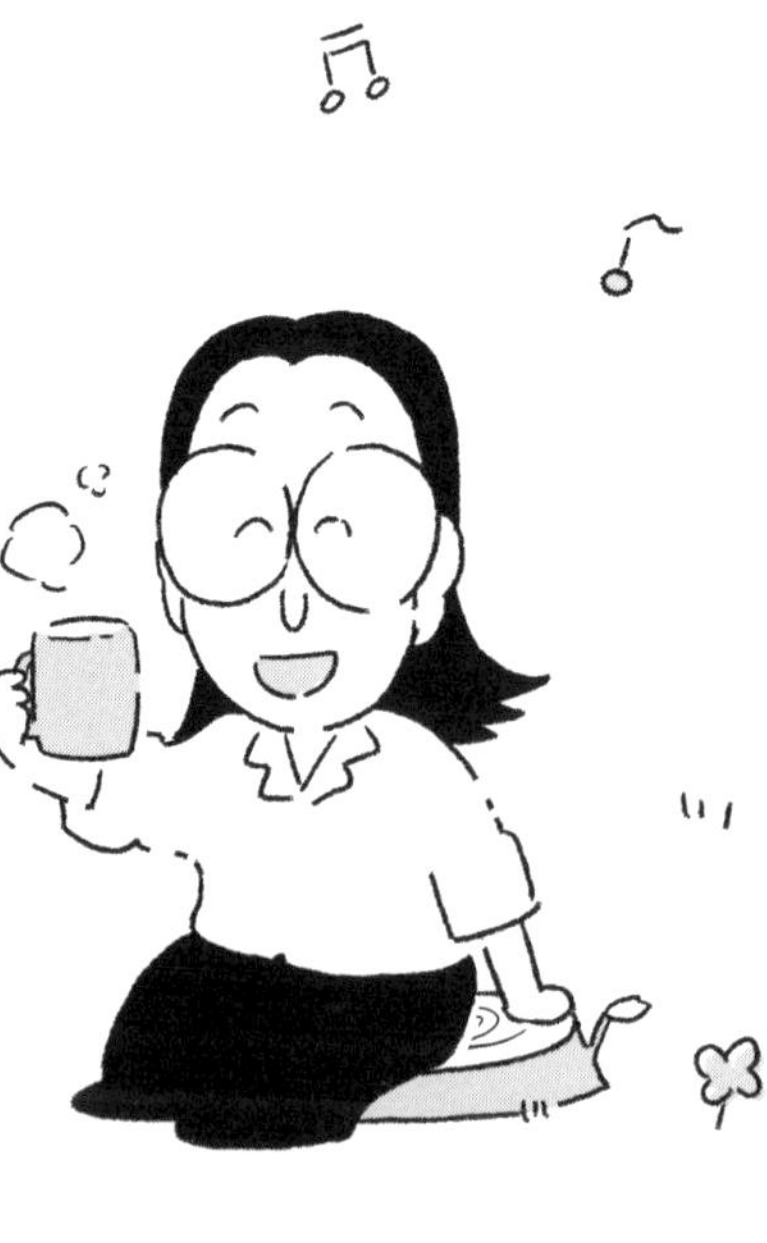

真似できそうなことがあれば、一つでもいいです。
ぜひ日常に取り入れてみてください！
一緒に心を養っていきましょう。

**東洋医学の陰陽論には、陰の中に陽があり、陽の中に陰があるという考え方があります。**

これは、宇宙万物に通用する考え方です。
禅の世界でいう、「動中の静、静中の動」と似ています。
「動中の静、静中の動」というのは、
動きの中に静があり、静かの中に動きがあるということです。

これを聞いて
「ん？　この人、一体何言ってるんだろ？」と思ったあなた！
今、本を閉じるのはどうかお待ちください！

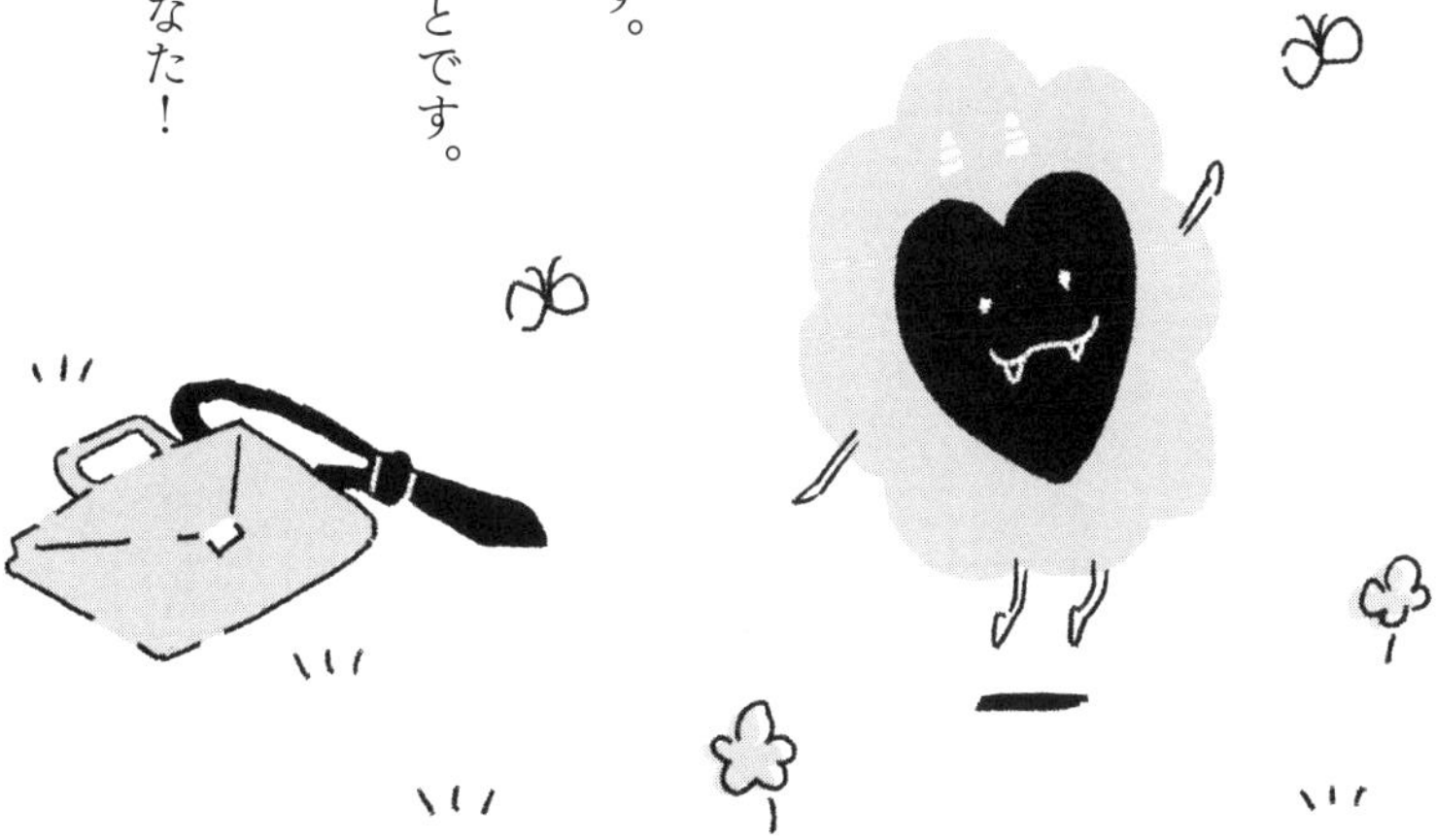

ご説明します。

## 「動中の静、静中の動」って、例えばこういうこと！

簡単に説明します。２０２０年、まさにコロナが拡大し始めの頃に、トイレットペーパーの爆買い、マスクやアルコールの爆買いがあったことを覚えていますか？　本当に必要かどうかもわからないのに、周りが騒いでいるから、自分もつい雰囲気に流されて爆買いしてしまったという人が大勢います。

結局、転売ヤーが買い占めてネットで転売して、高額でマスクを買うしかない時期がありました。

しかし、**周りが騒いでいるときこそ、静かに冷静になって考えることが大事**なんじゃないでしょうか。

そうやって周りを観察できると、むやみに騒がずに自分の理性を保つことができますよね。みんなが冷静になれていたら、あんな騒動にはならなかったと思います。

これは「動中の静」といえると思います。

または、中国では一時期、コロナ禍のためにお家から出られない時期がありました。皆さんが家の中で静かにしている間、リモートワークが進化したり、オンラインゲームが盛んになったり、マッチングアプリを活用して恋愛したりする人がたくさんいました。

**外に出られなくても、心をフル稼働して色々と動き出した**わけです。これは、「静中の動」ではないかと思います。

このように陰陽、動静の変化はずっと動いていて、常に変化しているわけです。

## 「強いメンタル」を手に入れる2つのアプローチ

実は、心を養うメンタルケアもそうです。

**「静養」と「動養」があると私は思います。**

# どっちか一つだけでは、足りないのです。

「動中の静、静中の動」「陰中の陽、陽中の陰」というのは、自然の摂理なのでしょう。**「動く養生」と「静かな養生」、どっちか一つだけでは、心のケアは完成しない**のです。

なので、運動して体を動かしているけど、心が落ち着かない。または、静かにして周りを気にしないようにしているけど、そわそわして落ち着かない。

こういう人は、どっちかが足りていないのかもしれないですね。

本章では、「動く養生」と「静かな養生」、私が日常でやっていることをご紹介していきます。あくまで私のやり方ではありますが、**特別なことは何一つなく、ごく普通のことばかりなので、どなたにも取り入れやすいはず！** よかったらぜひ、ご参考にしてください。

# 「静かにして心を養う」とは、どういうことか

文字通り、「静かにして心を養う」ことです。私がやっているのは瞑想、坐禅、音楽や映画・アニメの鑑賞、読書、睡眠、推し活、趣味の活動……などですね。

音楽や映画、アニメ鑑賞や読書は、皆さんもすぐにイメージできると思います。まさに静かに体を動かさずに、観たり読んだりすることができますよね。

これらを楽しんでいるとき、私たちの体は動いてこそいませんが、**心は感動したり、共感したり、ドキドキしたりして、ダイナミックに動いています！**

これが、「静かの中に動がある」という状態です。

ちなみに**私の場合は、できるだけ後味が悪い作品は観ないようにしています。**

なぜかというと、後味の悪い作品でネガティブな余韻を残したくないからです。

人間は、外部の影響を受けやすい生き物です。なので、疲れやストレスが溜まっているときに、あえて後味が悪い作品や切なくて悲しい作品を観る必要はないんじゃないかな、それで心を養うのは難しいんじゃないかな……、と思います。

**特に、「休みたい、一息をつきたい」というくらいしんどいときは、観る作品には気をつけてくださいね。**自分を追い詰めるような作品は、意識して避けましょう！（好みにもよりますが）

では私は何を観ているかというと、ＳＦ作品、青春や学園物語系、スポーツ系……といった、心がキレイになるような感動系のアニメや映画を観るようにしています。

ちなみに、東洋医学では、**反対の情緒を刺激することで、今ある情緒を抑えることができる**と考えます。

ですから、例えばワクワクしすぎて、楽しすぎて、夜眠れなくて落ち着かない！　そんなときは、ホラー系の作品を観ることでヒヤッとして落ち着きましょう！

反対に、**悲しくて、切なくて、落ち込んでいる……。そんなときは、コメディやお笑いのような、笑える楽しい作品を観るといい**ですよ！

# 定期的にモヤモヤを外に出す「色彩呼吸法」

心を静かに養う方法の一つに、瞑想や坐禅があります。私も毎日していますが、かなり効果を感じています。おすすめします！

瞑想や坐禅と聞くと、難しそうで少し抵抗がある人もいるんじゃないかなと思いますが、実際にやってみると、そんな大層なことではないです。

## 複雑に考えなくていいです！

もちろん、瞑想や坐禅の文化は奥深く、深く探っていくと、たくさんの流儀や思想があります。興味がある人は、これらを深く探って究《きわ》めてみるのも面白いと思いますが……。特に初心者の人は、やったこともないのに急に難しいことを言われても、挫折してしまうだけなんじゃないかな⁉　と思います。

ですから、**ごく簡単なやり方で、短時間で十分！**　心を落ち着かせたり、メンタルを強くしたいという思いがあれば、ぜひ、まずはやってみてほしいです！　ちなみに私は色彩呼吸だけをやっていますが、しっかり効果を感じていますね。ここでは私のやり方を簡単にご紹介しますが、あまりとらわれすぎなくてＯＫです。

**大事なのは余白をつくること、何も考えない時間をつくること。**

## 心という湖に波を立てないことです。

## ●実践！　色彩呼吸法

**STEP1**

足を組んでベッドの上に座ります。
ベッドがない人は、
椅子の上で足を組んで座ります。
（※床の上でやってもいいのですが、
床は湿気の溜まり場。
なので、除湿シートを敷いたり、
ヨガマットを敷いたりしてください）

**STEP2**

部屋の照明を消して、
できるだけ暗い環境をつくります。
（※私は、集中するために無音の状態でやりますが、音楽があったほうが集中できるという人は、B

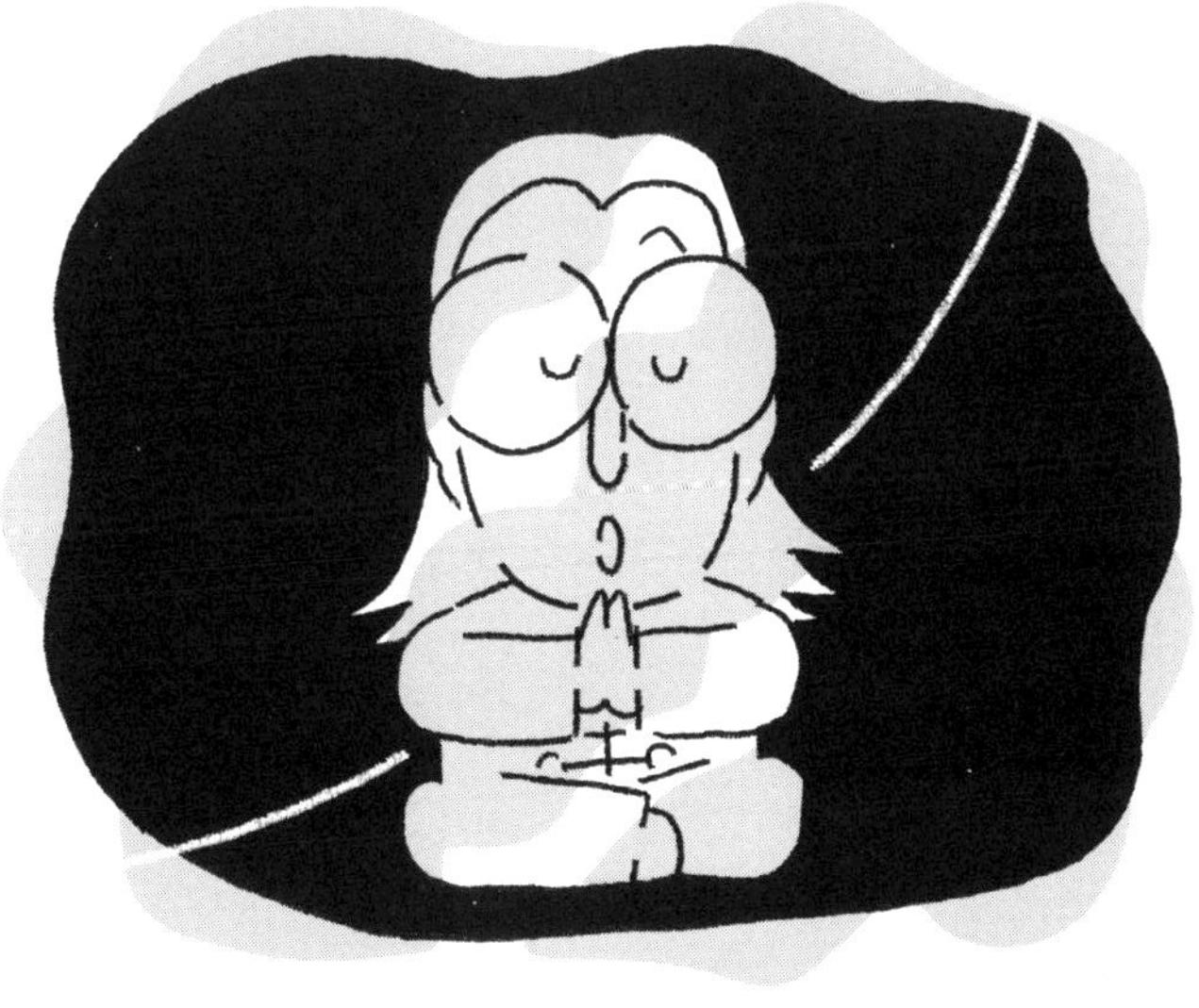

ＧＭをかけてもいいです。このとき、ヨガの音楽とか、リラックスできる音楽がおすすめです。屋外の車や電車の音が気になるといった場合なら、耳栓をしてもいいです）

**STEP3**

目を閉じます。

**STEP4**

お腹をへこませながら、空気をゆっくり口から吐き出します。このとき、吐き出す空気は、灰色や黒色に染まっている様子をイメージします（体内の汚い濁気を吐き出すイメージですね）。

**STEP5**

息を吐き切ったら、今度はお腹を膨らませながら、鼻からゆっくりと空気を吸い込みます。吸い込むときの空気は、緑や薄いピンクなど、きれいな癒しの色をイメージしましょう。心や体を癒すイメージです（ここでは私のイメージする癒しの色を挙げましたが、もちろん自分が好きな色、癒しの色なら何色でもいいです）。

**STEP6**
STEP1〜5を、飽きるまで繰り返します。

最初のうちは、呼吸にのみ集中するようにと言われても、なかなかどう集中したらいいのかわからないと思います。

なので、**呼吸するときに、「自分の息に色がついている」様子をイメージしてみましょう。**

こうするだけで、余計なことを考えずにただ腹式呼吸に集中できるようになり、心を静かにすることが容易になるので、おすすめです。

するとと、ただそれだけで、グッと呼吸に集中できるようになります！

実は、私は最初何も知らずにこのやり方を思いつきました。すると、あるとき、このやり方について、「それって、色彩呼吸法っていうんだよ」と人から教えてもらって驚きました！

えっ！　と思って「色彩呼吸法」というキーワードで調べてみたら、確かに、そうした呼吸法が以前からあるようです。本当に、私が知らずにやっていたやり方と全く同じだったので、とてもびっくりしましたね。

元々の発祥は、どの国のどなたなのかはわからないのですが、私と同じ考えを持つ人がいたことがわかり、何だかうれしいです♪

## 「いい睡眠」は「いい人生」をつくる

睡眠も養生なの⁉　と思うかもしれないですが……。

そうです！　**睡眠ほどいい養生はない！**　といっても過言ではないです。

ただし、ただ寝ればいいというわけではありません。

睡眠時間に関しては、「短いほうがいい」「長いほうがいい」「6〜8時間が一番いい」「シンデレラタイムは嘘だ」……などなど、様々な説がありますが、ここでは東洋医学でおすすめする睡眠の取り方をご紹介します。

それは、

# 四季に合わせた睡眠を取る

ことです。

四季によって、

**太陽が沈むのが早い秋冬は早めに寝る、**
**沈むのが遅い春夏は少し遅めに寝る、**
**そして、どの季節も、太陽が昇ってきたら起きる。**

これが一番、自然に沿った形だと考えています。

**私が「23時前就寝」をおすすめする理由**

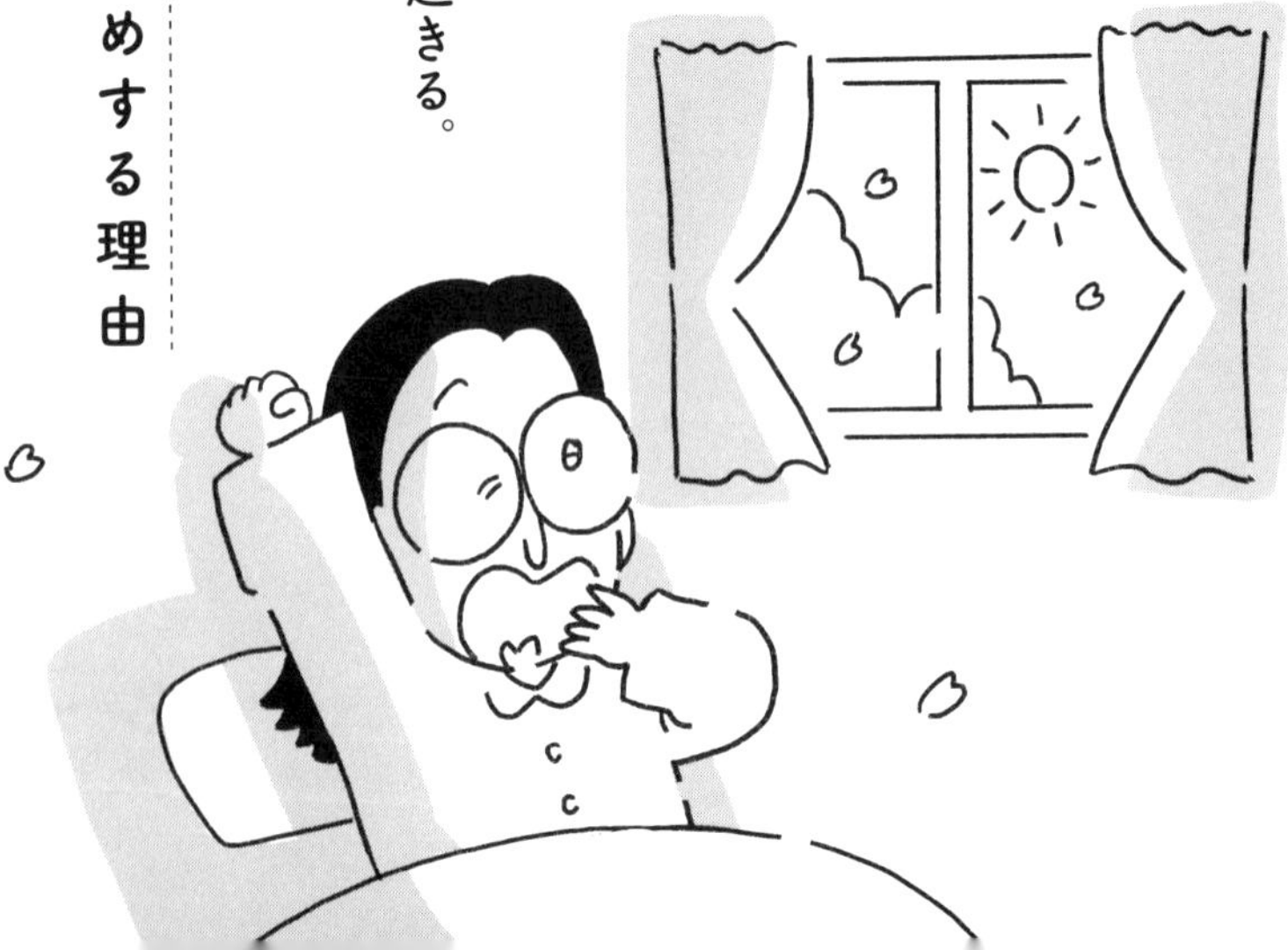

一番理想的のは、23時前に就寝して、秋冬ですと朝の6〜7時に起きる、春夏は5〜6時に起きることですね、

こうやると、睡眠時間は6〜8時間ほどになります。ちょうどいい計算です。

## 特に就寝時間は、23時前のほうがいい。

なぜかというと、**夜の23時〜午前3時の間は、気血が臓腑に戻って翌日のために備える時間**だから。東洋医学では、この時間帯は、肝胆が活発化すると考えられているんですね。だから、**この時間までに眠ることは、美容にもいい効果を及ぼす**のです。また何より、**この時間は体の補修やデトックスをする時間なので、体力や疲れを回復する効果はバツグン**です。

締め切り前や試験前などは、寝る間も惜しんで頑張る人も多いと思いますが、私がおすすめするのは、**寝るべきタイミングで、きちんと寝て休むこと。**

そのほうが、結果的に、仕事や作業、勉強はスムーズに進むと思います。

もちろん現代人になると、23時までに寝るのは無理、という人は多いでしょう。仕事によっては夜勤とか、夜眠れない日がある人もいると思います。

そんなときは、できるだけでいいので、**いつもより5分でも10分でも早めに寝るようにしてください!!** 生活習慣を急に変えるのは難しいと思いますが、少しずつ就寝時間を早めてみるといいですね。

## 夜勤がある人は、どうすればいい？

夜勤がある人は、夜眠れないので、体がボロボロになってしまうんじゃないかと心配しているかもしれません。確かに、夜勤がない人よりは、疲れやすかったり、体力が消耗しやすかったりする面があることは否めないと思います。

# しかし、対策はあります！

まずは、お昼や朝に寝るときに、よい睡眠が取れる環境づくりを意識しましょう。

まず、照明を見直してみてください。明るい部屋で寝ると睡眠の質が下がるので、**なるべく部屋を暗くするようにして寝るといい**です。

繰り返しますが、夜勤のときは、昼間に活動しているときより体力の消耗が激しいはずなので、**エネルギーを補うことを普段から意識するといい**と思いますね。

食べ物で取り入れるのが、簡単でおすすめです。気血を補う食べ物は、例えば桑の実、くこの実、龍眼肉、ナツメ、西洋人参、高麗人参などですね。何がいいかわからないという人は、ぜひ澄善堂のＨＰをご覧ください。

**澄善堂**について
知りたい方はこちらへ！

# 遊ぶことだって立派な「心の養生」！

「心の養生」といえば、私が真っ先に連想するのが、遊ぶこと。つまり、推《お》し活や趣味ですね。

推し活って何？　と思いましたか⁉　簡単にいうと、自分が好きなアイドル、歌手、俳優、アニメキャラクター、ＹｏｕＴｕｂｅｒなどを応援することです。この本を手に取った人はぜひ、私を推してください（笑）。私は日本のアニメが好きですから、アニメを観る時間は、私にとっては十分、推し活です。

ネットが普及してきて、アニメやドラマは、グッと目にしやすくなりましたよね。サブスクで、いつでも観られるようになりました！　また、テレビやパソコンの前にじっとしている必要もなくて、スマホなどがあれば、電車に乗っている時間や、何かの待ち時間などのすきま時間に、サクッと気軽に観られるのもありがたいですよね。

**こうした時間は、私にとってもめちゃくちゃ大事な時間！**

たとえ細切れのちょっとした時間でも、自分が好きなものに囲まれて、現実社会から抜け出せる贅沢な時間って、ものすごくいい気分転換になりますよ。

## 「気になっていたこと」「ワクワクすること」を始めてみよう

私と違って、アニメ、映画、ドラマ……をあまり観ない。興味が持てない、という人もいるでしょう！　そんな人は、どうしたらいいのか！？！？

### 趣味を見つけましょう！

お絵描き、ガーデニングや植物を育てること。車や飛行機、電車などのプラモデルづくり、ゲーム、囲碁や将棋、音楽を聴くこと、カラオケ、写真（カメラ）、ハンドメイドや編み物……。**あなたが少しでも楽しいと思うものなら、何でもいいです！静かにお家の中で、あまり体を動かさずにできるものなら、何でも静養になります。**

または、ペットを飼うのもいいですね。

私が知っている元気なお年寄りたちの多くは、犬や猫、魚、鳥を飼っていて、いつもペットのことを楽しそうに話してくれますよ。長生きの秘訣になるくらいだから、ペットの存在は、心の健康にも効果絶大なのです。

とはいえ、**命を迎えるのですから、くれぐれも最後まで責任を持って、ペットと過ごしていただくようお願いいたします。**可愛いからといって、勢いでお迎えするのは厳禁です！

ちなみに、**私は絵を描くのが好き**です！　最近は忙しくて4年ほど描いてないですが、そろそろ描きたいですね。

# 「動くこと」と「静かにすること」は必ず1セット

「動養」とは文字通り「動いて心を養う」ことです。私がやっているのは、後述しますが、運動、リアルイベントへの参加、会いたい人に会いに行く、海や山などの大自然に遊びに行く、掃除をする……などですね。ほかに、お散歩、買い物などもおすすめです。

このお話をすると、

**なぜ動かないといけないのか!?!?**

という人が必ずいると思います。

**静かにするだけでいいじゃん、運動嫌いだし!**　という人もいるでしょう!

# しかし、そうはいかないです！！！

東洋医学では、「動則生陽、静則生陰」という言葉があって、**「動くこと」と「静かにすること」は必ず1セット**なんです。

どちらか一方だけするのを、どうしておすすめしないかというと、**陰陽バランスが傾いてしまうから**です。

ずっとお家にいると、憂うつ気味になったり、なんとなくスッキリしない感じになるし、ずっと外にいると疲れが溜まって、体が虚弱になってしまいがちです。

要は、何事もバランスが大事ということですよね。

## 凹んだときこそ「体を動かすこと」がおすすめ！

東洋医学では、体を動かすと、陽気が生まれると考えます。気とはエネルギーのことだと前述しましたが、特に陽気は、「体を温める、動かす力」のことです。元気のもとであり、人間にとって一番大切なエネルギーなんです。なので、**運動したり、お散歩したりすると、前向きになりやすいし、心のモヤモヤが消えたり、スッキリしたり、なんとなく元気が出る**……といった効果が表れるわけです。

日常生活で私が意識しているのは、階段を上ることです。特におすすめは**駅の階段**。エスカレーターがあっても、あえて階段のほうを選ぶことにしています。ほんのちょっとしたことですが、駅の階段はほぼ毎日使うわけですから、効果は大です！　**たった**

**これだけのことでも、積み重ねるとずいぶん変わってきますよ。**

運動と聞くと、急に10キロを走らないといけないのか、ハァハァ言って汗だくにならないといけないのか……と想像するかもしれませんが、

## そこまでストイックにやらなくていいです。

**お散歩でもいい**です！　しかし、お散歩の場合は、できたら8000歩くらいを目指してほしいです。時間にすると、80分くらいです。しかし、一気に歩くのは大変なので、20分×4回とか、15分×5回など、1日トータルで計算するといいです。

軽めのヨガ、ストレッチ、筋トレなどなら、25分以上を目指しましょう。

わかりやすい目安として、「じんわりと汗をかく」のを意識してみてください！

しかし、お年寄りや体が虚弱になっている人は、くれぐれも無理しないでくださいね！　**自分で、無理せずできる範囲でいい**ですよ！　最近は、座ったままできるラジオ体操というものもあり、負荷が少ないラクな運動です。

# 「会いたい人に会いに行く」のは最強の健康法！

私はコロナ禍になってから、直接「人と会う」ことの大切さに気づきました。
人生、何があるかわからない！　同じ日本国内なら、新幹線や飛行機に乗れば数時間で会えます。パスポートもいらない！

会いたい人がいたら、ぜひ積極的に会いに行ってください。

特に、久しく会っていない人とか、昔は仲がよかったけど、コロナ等で疎遠になってしまったという人に会いに行くのは、とってもおすすめです。昔話をしたり、会っていない間の出来事を話し合ったり、お互いの近況を報告し合ったりできて、めちゃくちゃ楽しいはずです。

人との交流は、気を巡らせるし、動かします。また、**笑ったり、泣いたりすることで、体だけじゃなくて、心も動かすことができますよね。**

まさに一石二鳥です！

## 「リアルイベントの参加」も◎

リアルイベントでは、私の場合は開催側になったり、参加する側になったりします。セミナーを開催してもいいし、展示会に足を運んでもいいし、推しの握手会でもいいです。

とにかく**人に会う、そして体を動かすのが大事**ですね。

# 「自然のエネルギー」を上手に借りよう

これも大事です。特に都会に住んでいる人は、日帰りでもいいので、ぜひ山や海、森に行きましょう。

もし場所的に許してもらえるなら、**裸足で歩くといい**ですよ。

東洋医学では、「天の気」と「地の気」が、私たちを媒介《ばいかい》にして融合すると考えるので、素足で歩くだけで、勝手に陰陽バランスを整えてくれますね。

特に、気分が晴れないときに自然界と触れ合うと、濁った気が浄化されるので、気分転換になりますよ。

# 「掃除＝運動」と考えると、一石二鳥！

掃除、めんどくさいですよね（笑）。考え方を変えると、掃除が一気にラクになりますよ。

**掃除を掃除だと考えず、運動だと考えるといい**です。特に、トイレ、風呂場、キッチンの掃除って、体力を使いますよね、時期によっては汗までかきますよ。なので、汗をかいて、ある程度動いたら、「運動した」とカウントしちゃっていいです！

しかし……、3分で終わった床拭きは、掃除ではありません（笑）。ちゃんとした掃除を定期的にしましょう！

部屋がキレイになると、心もキレイになりますよ。

COLUMN

## 丸4年「休日なし」の私が倒れないでいられる理由

YouTubeを始めてからというもの、私、実は……、

4年以上休んでいません！！！　たとえ年末年始でも動画を撮影して、台本を考えて、編集して、配信して、または書籍の執筆をしたりして……。暇さえあれば、どんどん仕事をスケジュールに入れてしまいます。

4年間休みがなくても、私がパンクしないでいられる秘密があります。ここで、こっそりそのコツをお教えします。

それは、たとえ休日ではない日でも、ちゃんと1日の中に30～60分ほどの空白の時間をつくることです。ただそれだけで、だいぶ違います。

私の場合は、寝る前、または晩ご飯の後に、30～60分ほどの空白の時間をつくっています。

この空白の時間というのは、予定を入れない時間、仕事しない時間のことです。

要は、いわゆる「自由時間」のことです！

自由時間ですから、アニメ観てもいいし、映画観てもいいし、読書してもいいし、ゲームやっててもいい。そんな時間です！

遊ぶことも推し活も、立派な「心の養生」です。

極力、この「空白の時間」には仕事を入れないようにしていますが、たまには仕事をするときもあります。どうしても、仕事が間に合わないときもあるので、そのときはやむなしと考えています。

人間なので、完璧にはできないものです！

時間は平等です。誰でも1日に24時間しかないので、その24時間をどう使うかによって、心も体も変わります。

心を亡くさないように、1日のスケジュールを見直してみましょう。

# 第10章

# 何かと「思い通りに進まない」ときに

## だから、東洋医学と東洋哲学はセットなのです

# 体のケアは「東洋医学」で、心のケアは「東洋哲学」で

おかげ様で、私はよく、

「体も心も強いね」と言われます。

**私の体の健康を支えてくれているのは「東洋医学」で、**

**心の健康を支えているのは「東洋哲学」だと思います。**

私が、どのように東洋哲学に心の健康を支えてもらってきたか、というお話をします。

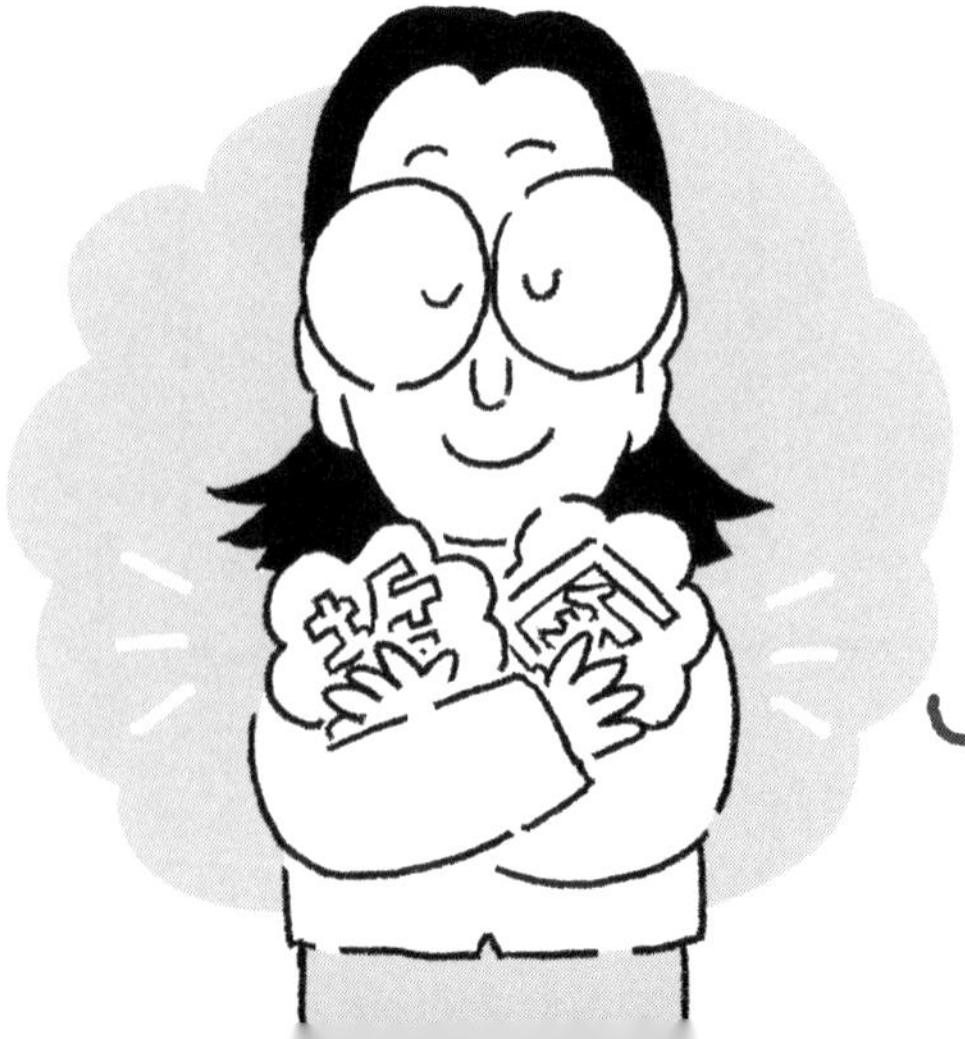

## 妹の死に立ち会えなかった自分を責めた日々

妹が亡くなったとき、私は北京にいて、
最後に会うことができなかった
というお話はすでにしました。

家族として、お兄さんとして、
最後の別れの一言も言えず、
見送ることもできなかった。
このことがくやしくて、自分にとってはとてもショックなことでした。
一時期、妹の死に目にあえなかった自分は、
最低なお兄さんなんじゃないか……
と思い込んでいた時期があります。
正直、そのときの私は、かなり凹んでいました。

でも、そんなある日、たまたま
荘子のこんな言葉を目にしたのです。

「知其不可奈何而安之若命、徳之至也」
（『人間世《じんかんせい》』から引用）

**「仕方がないこと、**
**コントロールできないことを、**
**運命だと受け入れることは、**
**人として最高に修養（徳）がある行いだ」**
そんなニュアンスの言葉です。

**人間は、生きている限り、**
**コントロールできないことばかりです。**

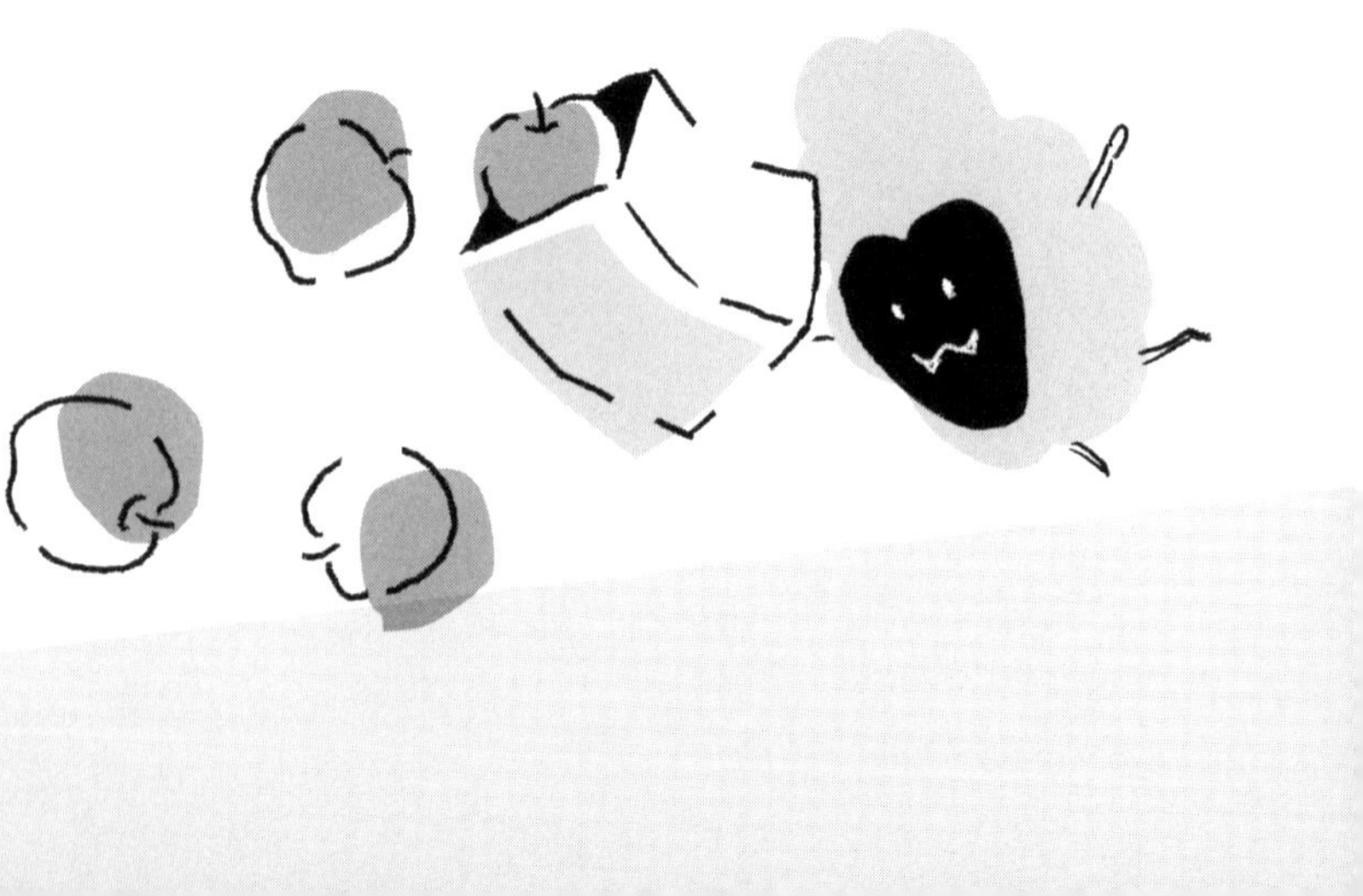

私たちは、永遠に自由になれる保証はない。
永遠に楽しく生きられる保証はない。

自分の身に起きたことを全部、
コントロールすることはできない。

**好き勝手に生きることは、誰にもできないです。**

じゃあ、生きる意味はないのか？
学校へ行く意味、ご飯を食べる意味、
目標を目指す意味、
夢のために頑張る意味はないのか？
そう聞かれると、私の答えは、

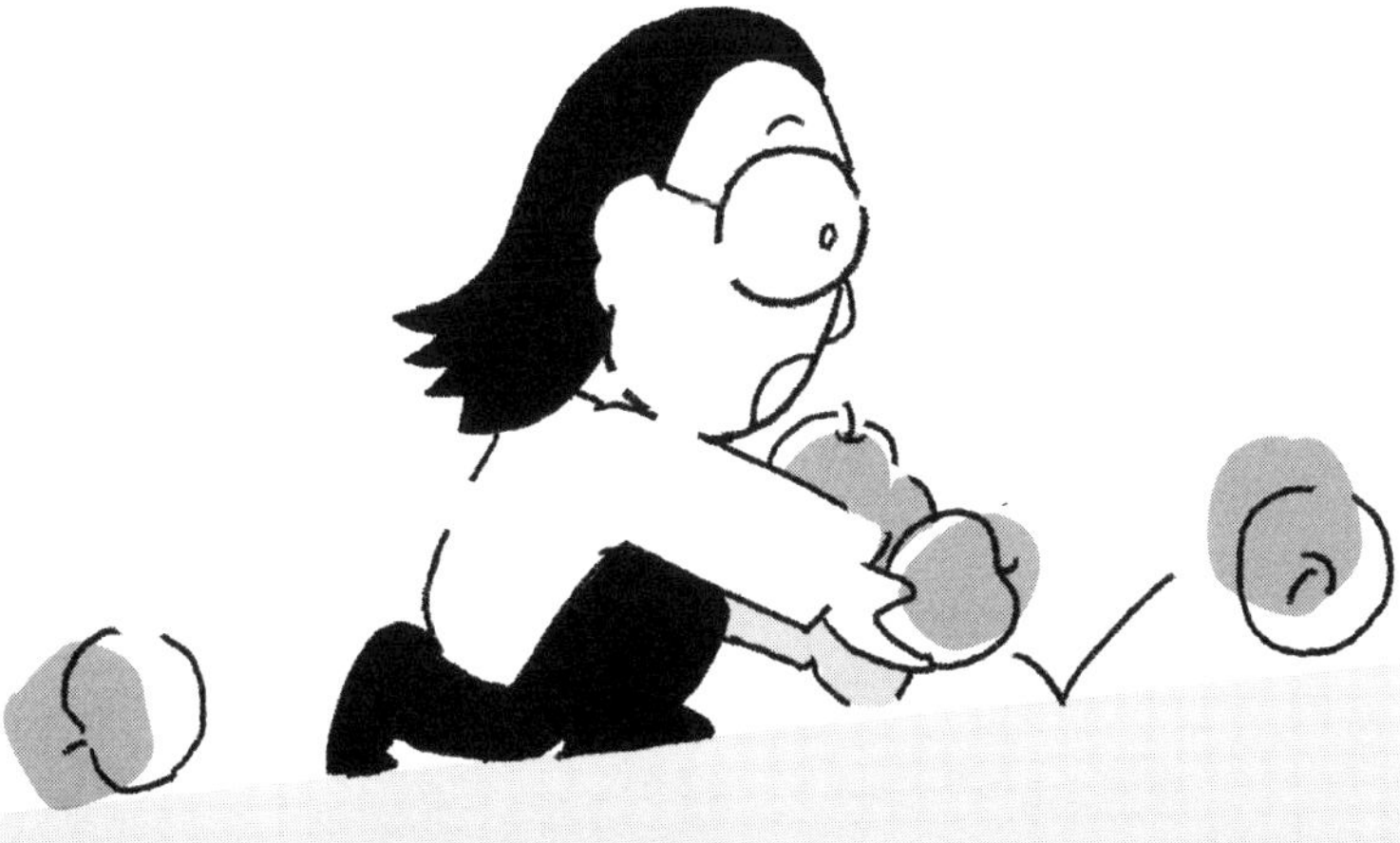

# 意味があるに決まってる！

しかし、とはいえ、目の前の現実は、誰しも受け入れなければいけません。

**自分がコントロールできないこともある。**
**うまくいかないときもある。**

このシンプルな事実を受け入れることができなければ、そこで心が折れてしまいます。次項で、私がどのように妹の死を受け止めたかというお話をしましょう。

# 私がトンネルから抜け出したときの「悲しみのプロセス」

前項の続きです。

私の場合は、やむを得ない事情がありました。妹の病状が、あまりの短期間（たった数時間の間）に急変したので、そのとき親は私に連絡する暇もなく、病院で様々な手術の手続きをし、容体がよくない妹のそばについていてくれました。

仮に、妹の容体が急変した瞬間に、親が私に連絡していたところで、どうなっていたというのでしょう。私が電話を受けてすぐに飛行機のチケットを取り、香港に帰っていたとしても、移動に軽く半日はかかってしまいますから、いずれにせよ、妹の死には間に合わなかったと思います。

妹の病状の急変は、私がコントロールできることではないし、妹が亡くなったという事実を変えることもできません。

私はただ、**その事実を受け入れることによって、自分を許すことができて、結果、苦しみから解放された。**そんな気がします。

## ただ「事実を受け入れる」だけで、ずいぶん変わる

もちろん、「そんなの言い訳じゃん！　ダッシュで帰ったら間に合ったかもしれないじゃん！」と思う人もいるでしょう。

しかし、そのような仮説を立て始めると、本当にキリがないです。

**結局、受け入れることができないから、そんな無数の可能性を考え始めてしまうのです。**

そんな考え方は、ただ逃げているじゃないか！　と感じる人もいるでしょう。

ここで皆さんにお伝えしたいのは、

# 逃げていいです！

逃げるのは弱さじゃないです。
「逃げるのは弱さじゃない」ということを、私は東洋哲学から教えてもらいました。
だから、東洋哲学から生き方のヒントを得ることは、大きな意味があるのです。

# 私が漢方養生の話をするとき、「東洋哲学」にも触れるわけ

私は、東洋医学を学ぶ者ですが、その一方で、**香港という、道教、儒教、仏教、墨《ぼく》家《か》などの文化、思想が混在する地で育った**という一面も持っています。

香港にも、日本のように昔話があったり、ことわざがあったりしますが、よく調べてみると、それらは道教の言葉だったり、儒教の言葉だったり、仏教の言葉だったりします。知らないうちに、**東洋哲学の考え方が、香港人の生活の中に溶け込んでいる**んですね。

そして、東洋医学には４０００年ほどの歴史があって、様々な時代を経てきたわけ

です。４０００年の間に様々な思想、哲学が生まれました。それらの考え方が、東洋医学に直接、影響を与えています。

なので、**東洋医学と東洋哲学は、切っても切り離せない存在**です。

実際、東洋医学の古典『黄帝内経』には、医学の話だけではなく、生き方、養生、生命の意味などが書かれています。

これは、東洋哲学の影響だといわれています。

## 「形がないもの」から「形があるもの」が生まれる

例えば、道教は「健康」と「長生き」をとても重視しています。

心を養うことや、気の流れをよくすることによって長生きを目指すことが、道教の根本的な思想の一つなのです。

特に道教の古典『道徳経』の中には、「道生一、一生二、二生三、三生萬物」という言葉があります。

この言葉の解釈は様々ありますが、個人的には、こう捉えています。

**宇宙の万物は全てに陰陽があり、気という**
**「形がないもの」から「形があるもの」を生み出し、**
**そして陰陽や気は、万物の根源である。**

そして、「気」について、荘子はこのような言葉を残しています。

「人之生、氣之聚也。聚則為生、散則為死」

**人は気の集まり、気が集まれば生が生まれる。**
**気が散ってしまうと死が生まれる**

という意味ですね。

実は『黄帝内経』の中に登場する「黄帝さん」は、道教の思想を持つ人だったので、『黄帝内経』の中にも、似たような言葉があります。少しご紹介しましょう。

「人以天地之氣生」

……**人は、天の気と地の気が混ざり合って、生が生まれる**、という意味。

「氣合而有形」

……**形がない気が集まれば、形があるものを生み出す**、という意味です。

これだけ見ても、道教と東洋医学の縁が、とても深いことがわかりますよね。

なので、気の引導術、按摩《あんま》、気功などは、実は道教にも深く関わっているといわれています。

COLUMN

# 「たとえ宰相になれなくても……」と願った、ある偉人のお話

本章では、東洋医学と東洋哲学の、切っても切れない関係についてお話ししました。東洋医学において、いかに医療が道徳（哲学）と結びついているかがよくわかるエピソードを一つ、ご紹介します。

その前に、あなたは「医徳」という言葉を聞いたことはありますか？

医徳というのは、道徳の概念の一つです。基本的に、儒教の「仁」、墨家の「兼愛」、仏教の「慈悲」にあたる考え方ですね。日本の広辞苑を調べてみると、「医は仁術」という言葉があります、仁と愛の徳をもって、施術する、治療する。それが、人の命を救う医者の道であるという意味です。まさに、「仁」「兼愛」「慈悲」ですね。

東洋哲学の古典『論語』、『経説《けいせつ》』、『孝経《こうきょう》』、東洋医学の古典『黄帝内経』『千金要《せんきんよう》方《ほう》』などには、仁、愛、命についてのくわしい記述があります。

「上に立つ者は、仁愛の徳をもって国家を治めないといけない。お医者さんは、仁愛の

徳をもって患者を治療しないといけない。仁愛の徳をもって接することによって、優しさは伝染し、民や国家は平和を保つことができて、人は幸せになれる」

そして本題に入りますが、医徳については、とても有名な「不為良相、願為良醫」というお話があります。ちなみにこれは、「よい宰相《さいしょう》になれなくても、よいお医者さんになることを願う」という意味の言葉です。この言葉を残したのは、中国の北宋時代の政治家、范仲淹《はんちゅうえん》さんといわれています。范仲淹さんは、小さい頃から、自分のことより他人のことを考える人でした。「どうお金を稼ぐか」より、「どう人の役に立つか」をずっと考えていた、すごい人なのです。あるとき、范仲淹さんはお寺へ行って、「僕は宰相になりたい。なれるでしょうか」と祈り、願いながら、おみくじを引きました。すると……、残念ながら、「なれません」という答えが出ました。そこで、今度は「では、お医者さんになりたい。なれるだろうか」と願いながら、もう一回引きました。すると、出たおみくじの答えはやはり、「なれません」。

范仲淹さんは、「宰相とお医者さん、どっちにもなれないんだったら、一体、僕はどうやったら人の役に立てるんだろう……」と絶望したわけです。これを見ていたのが、おみくじを解説する係の和尚さん。和尚さんは、不思議な顔でこう尋ねました。

「男が、志が高く宰相を目指すのは理解できる。だが、医者を目指すのというのは理解できない。なぜだ」と。

というのも、古代の中国では、お医者さんの地位はとても低かったんですね。

范仲淹さんは、こう答えました。

「もちろん、今は苦労しても頑張って勉強をして、宰相を目指して、いい君主に出会い、民のために国家のために働きたいです。でも、もしそれが叶わない場合は、お医者さんになりたい。そうすれば、自分が学んだことを活用し、君主や親の病気を治し、多くの人々を病気という苦しみから助け、養生を伝え、長生きできるようにすることができます。医者は地位が低いが、多くの人を助けることができる。僕がもし宰相になれなかったら、医者よりいい職業はあるでしょうか」

このように、医徳を重視する人は、できる限り多くの人を助けようとします。たとえお金がない患者でも放ってはおけないので、時には無料で治したりするわけです。お金が儲《もう》かるわけではないのに、患者さんに呼ばれたらすぐ駆けつけます。

これこそ仁愛、医徳です。東洋医学が昔から、東洋哲学に深く影響を受けていることがよくわかるエピソードですね。

# 第11章

# 自分をもっと好きになる
# 東洋医学からのアドバイス

「自信」を内側からゆっくり、育てていこう

# 人生の土台になる「心の養生」、始めましょう

**体と心が健康であれば、100歳まで生きられる。**
**心（精神）が病んでいたら、体は必ずボロボロになる。**

これは東洋医学の古典『黄帝内経・素問』の中にある、「形與神倶、而盡終其天年、度百歳乃去」「精神内傷、身必敗亡」という言葉を、私なりに訳したものです。

**心と体はつながっていて、どっちも大事だということは、数千年前からわかっていた**のです。

第3、第4章で、「七情」の話をしましたが、実は『黄帝内経』の中には、「五臓蔵

五神」という考え方もあります。「肝蔵魂、心蔵神、脾蔵意、肺蔵魄、腎蔵志」。

大雑把にご説明すると、**神は大脳、魂は潜在意識、魄は本能、意は思考、志は意志**……だと捉えることができます。

このように、東洋医学には、「神」と「形」（それぞれ「精神」と「身体」と捉えるとわかりやすいでしょう）という概念があります。

そして、**神（精神）が形（身体）を支配している**と考えられています。つまり、**情緒、感情に問題があったら、体にすぐに影響が表れる**、と捉えることができますね。

そして、どうすれば情緒や感情を安定させることができるかというと、答えは「**心を養う**」こと。「**心の養生**」をすることです。

これを、漢方養生では、「修身養性《しゅうしんようせい》」といいます（日本語にすると「自己修養」といった感じになると思います）。

というわけで、本章では、漢方養生の視点から見た、「心の養生」の具体的なやり方を、ご紹介していきますよ！

# つい「後回しにしがちなこと」ほど、心にとっては大切です

生きる中に「寛容さ」と「理解」が増えれば、人生の中に陽が増えて、陰が減ると思います。**前向きに生きるためには、まず、心と体をリラックスさせる、解放させることが大事**です。

そこで、先ほども述べたように本章では、「修身養性」という、「心の養生」の考え方をご紹介していきます。ちょっと難しい言葉ですが、これは、仏教や道教でいう、修行、自己鍛錬のことですね。内容は、いわゆる「道徳」に近いかもしれません。

養生の本で、なぜ道徳⁉　と思われるかもしれないので、先にご説明します。

中国の唐朝の薬王と呼ばれている孫思邈《そんしばく》さんが書いた『摂養枕中方《せつようちんちゅうほう》』という養生の書籍の中に、「修身養性、道徳為先」という言葉が出てきます。

**心の養生をするならば、道徳が大前提だ**という意味です。

儒教の古典『禮記《らいき》・中庸』の中にも、「大徳必得其壽」と書かれています。**前向きで、陰でこそこそしない、正々堂々としている人は、精神が安定していて、気血や陰陽バランスが調和しているので、健康で長生きする**という意味です。

中国の古代哲学、儒教、道教、法教、墨家などは、全てが「修身養性」すなわち「心のケア」を重視していて、これが健康の第一歩だと考えています。

そして、養生に関して名言があります。

「上養心・中養気・下養身」。

**一番はやはり、「心を養うこと」なのです。**

これらの古典をひもとくと、昔から、**体を養う以上に、心を養うほうが大事だとされてきた**と捉えることができますね。

さあ、これが「修身養性」。具体的な考え方について、次ページから紹介していきますよ！

# 自分の〝伸びしろ〟にしっかり気づく

## 心の養生①

先ほども話したのですが、修身養性は、いわゆる自己鍛錬のことです。

東洋医学の書籍『醫《い》燈《とう》續《ぞく》焰《えん》』の中に「所謂修徳者何、即懺悔改過也」という文章があります。修身養性する人は、自分の過ちを反省して、改善していくという意味です。

自分がやったことを振り返って、よりよい自分になるために、何をどうしたらいいのか、どこを直したらいいのかを考えて、自分を高めることができます。

ですので、修身養性のステップの一番目に来る考え方は、自分を反省すること。

これを、古典では「養《よう》心《しん》省《しょう》身《しん》」といいます。この「省」は、省エネの「省」ではありません。節約するという意味ではなくて、「反省する」という意味です。日々自分がやったこと、考え方、人や物事に対する態度などについて、反省することです。反省というと、日本ではどうしてもマイナスのイメージが浮かぶかもしれません。

宿題を忘れたとか、何か悪いことをしたら反省する、というイメージですよね。

香港でも、もちろん似たような意味はありますが、前向きな意味もあります。それは、**自分が前に進むために、よりよくなるために考える**という意味です。

寝る前でもいいですし、お風呂に入っているときでもいいですが、**毎日、時間を決めて、その日1日を振り返る習慣をつくるといい**ですね。

今日の出来事に対して、自分は最善な選択ができたのか、よくない対応をしてしまったのか、もっといいやり方はなかったのか。勉強になったことはあったのか、いいことはあったのか……などを考えるわけです。

毎日小さな目標をつくって、よりよい自分になるために、周りの余計な邪念に誘惑されない、嫉妬や恨みに囲まれないように心を調和しましょう。

## 心の養生②

# 自分が「今、持っているもの」に目を向ける

「少欲」とは、読んで字のごとく、余計な欲を減らすことです。

余計な欲ってどういうこと？　と思ったあなた！

子供の頃の自分を思い出してみてください！　食べる、寝る、遊ぶだけで、子供の頃は大満足していたはずです！

人は、成長して大人になるにつれ、外部の誘惑に惑わされて、お金、名誉、地位、物欲など気にするようになります。

東洋医学の古典『黄帝内経』では、「恬淡虚無、真氣從之、精神内守、病安從來」

と書かれています。「恬淡虚無」というのは、完全に虚無になることではなく、簡単にいうと少欲になることです。

**つまり、少欲になったら、気血の巡りはスムーズになり、精神が安定し、外部の影響を受けにくくなり、病気になりにくくなる**と考えます。

そして、「志間而少欲、心安而不懼」という言葉もあります。**欲を減らすことで、心が安定し、不安や心配などから遠ざかることができる**という意味ですね。

しかし、全く欲がないと、それはそれでダメ人間になっちゃうんじゃないか？　と思いますよね。欲がないということは、向上心が生まれないということにもつながり得ますからね。

その通りです。**「無欲」には、ならないようにしてください！**

# 目指すのは「少欲」です！

必要がないお金、物、名声、地位、権力への欲を減らしましょう。

車は移動できれば何でもいいです、高級車じゃなくていいです。
料理は美味しくて健康にいいなら、別に高級レストランに行かなくていいです。
たとえ家が狭くても、家族が健康でいて、笑いが絶えなければ、別にタワマンに住めなくたって全然いいです。

もっと簡単にいうと、
**自分が持っているものに目を向けて、**
**満足する、感謝することです。**

自分が持っていないものへの欲求を減らすことができれば、精神状態や心は、グッと落ち着くはずですよ。
精神状態が安定すれば、気血の巡りはスムーズに流れて、五臓六腑は正常に働くことができて、健康につながるわけです。

心の養生③

# 比べず、焦らず、自分のペースで

「隣の芝は青い」。

日常生活の中で、どうしても他人のご飯のほうが美味しそうに見えたり、よその子供のほうが賢くていい子に見えたりしますよね。

人生の中で、私たちは様々な人と出会います。

もし、出会った人全員と比べてしまうと、どうなるでしょう!?

**そうです、キリがないです。**

香港には「人比人、比死人」という言葉があります。**人と比べてしまうと、最終的に自分がなくなる。それでは意味がない……**というニュアンスの言葉です。

私たちは成長の環境、教育、経験によって、自分の中にものさしを持つようになります。そして、そのものさしで他人をはかったり、自分と比べたりします。

しかし、比べることからは、不安、劣等感しか生まれないです。

ただ自分に自信がなくなるだけです。

## 「教育熱心な親御さん」のよくある勘違い

香港では、教育熱心な親が多くて、

「隣の○○ちゃんが１００点取れたのに、なぜあなたは取れないの？」

「○○くんは頭がよくて運動もできるのに、なぜあなたはできないの？」

こんな親が、いっぱいいます。私自身、そんな親をたくさん見てきました。

親御さんからそう言われて育った友達は、自分に自信がなくなってしまって、「自分なんてダメだ」とか、「どうせダメだろ」という口グセがついてしまいました。また、無意識に他人と比べてしまうクセまでついてしまいました。

幸い、うちの親はそういうことを言わない人たちでした。なので、私は子供の頃から、「自分は自分、他人は他人」と教えてもらったおかげで、自信を持つことができましたし、今でも、自分を他人と比べることはめったにありません。

だから、人と自分を比べることによって凹むことも、不安、劣等感を感じることもないのです。

**人ぞれぞれ個性があって、長所があって、短所があっていいです。**お互いが足りない部分を補っていくのが人間です。欠けている部分があっていいです。

香港では「天外有天、人外有人」という言葉があります。

直訳すると、「**空の外にはさらに広い空がある、すごい人の上にはもっとすごい人がいる**」という意味です。

簡単に言ってしまうと、

# 人と比べてもキリがない、意味がない！

と言いたいですね。

## 真似するほど、自分の魅力も増していく

しかし、他人と比べるのは、本当に全く意味がないのか？　と聞かれると……。

実は、私の答えは「**考え方次第**」です。もし、他人と比べたとしても、「あの人のやり方、考え方が素晴らしい」と他人のよい部分を見つけて、自分の考え方や、やり方に取り入れることができるなら、それは、大いに比べたらいいと思います。その比較には、ポジティブな意味があるからです。

東洋哲学の古典『論語』では、「三人行、必有我師焉、擇其善者而従之、其不善者改之」という言葉があって、直訳すると、「三人で行けば、必ず自分の師になる人がいる。よい部分を見つけて見習い、よくない部分を見つけて改めよう」という意味ですね。簡単にいうと、他人には必ず自分が「学ぶ部分」がある、という意味です。

私は、**どんな人にも、必ず「自分の師になる部分」がある**と考えています。

なので、人と自分を比べる必要はないです。

## 別に、劣ってたって全然いいです。

考え方を変えて、他人からどんどん学べばいい♪ってことですね。

もし考え方を変えることができない場合は……。

つまり、他人と比べてしまって、自分はダメだ、劣っているなどと、嫉妬や劣等感しか生まれないなら、それは比べないほうがいいです。

**特に、嫉妬は心を乱してしまう大きな原因になりますので、要注意**です。

## 心の養生④

# 「今、この瞬間」を気楽に楽しむ！

古典『黄帝内経』の中に、「美其食、任其服、樂其俗」という言葉があります。

ん？　一体どういうこと？　と思いますよね。

これ、実は一つの心境、心の状態のことを表しています。

「美其食」というのは、ただご飯を食べるという意味でありません。**心を落ち着かせて、しっかりとそのご飯の美味しさを感じること**です。

残念ながら、私たち現代人は、食事をちゃんと味わっていないことが多いです。スマホを見ながら、ただ機械のように、目の前にある食べ物を口に運んでいるだけ。

本当は、心を静かにして、目の前の食事に集中すると、いつも食べているお粥《かゆ》でもより美味しく感じるはずなんです。たとえ高級和牛じゃなくても、高級鰻《うなぎ》じゃなくても、心の在り方によって、目の前のシンプルなお粥の満足度が変わります。

騙されたと思って、一度食事に集中して、ちゃんと味わって食べてみてください！ただそれだけで、グッと心が満たされます。

「任其服」というのは、「服」は普段着る洋服のことで、「任」は束縛や制限がなく、思いのままという意味です。

直訳すると、思いのままに着たい服を着ることですね。

**他人に合わせる、他人に見せるために着るんじゃなくて、自分が気持ちよく、着たい服を着る。それが一番だ……**という心境のことですね（もちろん、冠婚葬祭などフォーマルな場では、マナーもありますから、ちゃんとしたほうがいいと思いますけど）。

普段は、別に高級なブランド品じゃなくてもいい。お手頃な値段のものでも何でも、本人が気持ちよければそれでいい、ということです。

「服」という漢字の部首は、月です。遠い昔、月は「肉」の字からきていると言われていて、肉の字を略して月になったと考えます。なので、肝、脾、胃などの字には「月」が使われているわけです。

体の部分はわかりますが、なぜ「服」は月へんになっているかというと、実は、香港では、服のことを「衣服」と呼びます。「衣」は下着の上に着るもので、「服」は下着です。そう、体に密着するのが「服」なのです。

なので、『黄帝内経』の「任其服」という言葉は、本当に落ち着くのは気持ちいい内側の服（下着）を着ることだ、と捉えることもできます。

もっと簡単にいうと、「**落ち着いている人は、わざわざ派手な格好はしない。心が安定していて落ち着いている人こそ、素朴で目立たない格好をする**」と捉えることができますね。

俗にいう、「本当のお金持ちはブランド品ばかり身にまとわない」というやつです。

なので、**心の状態は外見に影響を与えるし、逆に外見も心の状態に影響を与える**と考えますね。

「樂其俗」というのは、「俗」はその場所の生活習慣、文化のことです。旅行でほかの国に行ったり、留学したり、移住したりするときは、その国、その都市の文化を楽しむのが一番です。**その土地、その環境に沿って生きること**です。

例えば、南の土地は湿気が強いので、除湿のために香辛料が多い料理を食べます。反対に、北の土地は乾燥しやすいので、逆に潤すものを食べます。

なので、北に行ったのに無理やり南の文化で生活すると、体調を崩したり、北の地に馴染まなくなったりして、心も体も落ち着かなくなります。

そうならないためにも、**今、お住まいの地域の文化、生活習慣を取り入れて、頭と心を柔らかくして、順応していく必要がある**わけですね。

これを私流に、簡単にいうと、

## 気楽に、気軽に生きることです。

こだわりすぎないように、人生を、生活を、「今」を楽しむことが心の養生です。

# 自分や他人の「ありのまま」を認めると、余裕が生まれる不思議

YouTubeを始めてからというもの、私、実は4年以上休んでいません、と先ほど述べました。なのに、私はアニメを観たり、ドラマを観たり、映画を観たり、資格を勉強したり、会いたい人に会ったりすることができています。

だから、人からよく聞かれます。

「なぜ同時に、そんないっぱいのことをできる？」

「なぜそんな余裕、暇がある？」

「私は仕事を一つしかしていないのに、なぜたくさん仕事をしてるあなたより忙しいんだろう？」

実は、答えは数千年前に出ているんですよ！！！　ただ、私たちはそれを忘れてしまっているだけです。

「忙」は心を亡くします。これが答えです。ただこれだけです！

私たちは、生活、人生、生きるのに忙しくしすぎているだけです。毎日忙しくて忙しくて、悩み事、心配事、考え事を心にパンパンに詰め込んで、一つ解決できたら、次を詰め込む……。それは悪循環にハマっても仕方がないですよね。心を亡くしても仕方がないです。いつになっても心に余裕ができないです。

私に余裕ができたのは、心を亡くさないように、「自分がやるべきこと」と「やらなくていいこと」を分けるようになったからです。

例えば、私がプロデュースしている澄善堂の商品開発は、配合、原材料の選定、味の調整、配合成分の比率や効果の検証などは、私がやらないといけない仕事ですが、そのほかの、例えば工場への連絡や公式ＳＮＳの運用などは、別にやるのは私じゃなくてもいいわけです。なので、優秀なスタッフに任せるようにしています。もし全てを私が一人でやろうとしたら、今頃、過労で倒れていると思います。

書籍もそうです。私ができるのは、内容を充実させること、文章を書くことです。それ以外のことは編集さん、デザイナーさん、イラストレーターさんたちにお任せします。

自分にしかできないことをしっかりやって、やらなくてもいいこと、できないことは、やるべき人、できる人にお任せするといいです。

人には、それぞれ才能があって、その人に向いている仕事があるはずです。ゲームもそうですよね、勇者がいて、魔法使いがいて、僧侶がいて、3人そろってやっと魔王（ラスボス）を倒せます。勇者一人だと、限界があります。

しかし、魔法と回復を人に任せたら、勇者は自分がやるべきこと（戦闘）に集中できますよね。

これは、私たちも同じことですよ。人生も同じことです。

私は、自分のやるべきことに集中して、毎日のスケジュールをパンパンに詰め込まないようにしたことで、心を養う時間ができて、余裕ができたわけです。

とはいえ正直、自分がやるべきことを見極める途中は、余裕はあまりありませんでした。でも、慣れてくると少しずつ余裕が増えてきて、今は心を亡くすことなく、動き続けているにもかかわらず心身ともにどんどんラクになっていきました。

「亡くした心」を抱えていては、のんびりすることはできないですよ！

# エピローグ

# 私たちの大切な「心」をバテさせないために

本書を最後までお読みくださり、ありがとうございます。

ここまで読んで、東洋医学と東洋哲学の「心」についてはある程度、理解していただけたのではないでしょうか⁉

体と心はつながっていて、思い悩んだり、考えすぎたりすると体に不調が起きるということは、おわかりいただけたと思います。

また、逆に食事の不摂生によって情緒に影響を与えることがある、ということもおわかりいただけたと思います。

体と心は表と裏、陰と陽の存在です。

ここで、

**結局「心」って何!?**
**時代や思想によって、考え方が違うから、意味がわからないよ！**

そう疑問を持つ人もいると思います。

正直、正解がないです！
そして、難しく考えなくていいです！
**自分が納得できる考え方、心に響く言葉を信じるといいんじゃないかな**と
思います。

# 「人生」という物語の主人公はあなたですが、監督は「心」である

本書でもお話ししましたが、体は形があるもので、心は形がないものです。そして体と心は、密接につながっています。

健康な体だけあっても、心がないと、人生は始まらないです。

映画やドラマなどと同じですよね。役者さんがいても、監督がいないと、作品にならないです（ちなみに私は、脚本家は「運命」だと思っています）。

あなたは、どんな作品をつくりたいですか？

誰もが、喜劇をつくりたいと思っているのではないでしょうか。

確かに、ハッピーな人生であるに越したことはないですよね！

しかし、よく考えてみてください。最初から最後までずっとハッピーな映画はないです。あってもつまらなくて観たくないです。

やはり、山があったり、谷があったり、どんでん返しがあったりなんかして、起承転結があったほうが、断然、物語は面白くなります。人生も同じです。

## 人生という「喜劇」をつくりましょう

「人生は旅である」という言葉がありますね。

私は思うのですが、**旅の醍醐味《だいごみ》というのは、目的地に着くことじゃありません。**

そこに着くまでの過程を楽しむのが、旅の醍醐味、真の目的だと私は思います。

なので、今は体調を崩して、しんどいかもしれない、恋人にフラれて毎日泣いているかもしれない、大切な家族やペットが亡くなって悲しんでいるかもしれない。

ですけど、

**全然問題ないです！！！**

旅には休憩が必要です。

しんどいとき、悲しいとき、やる気が出ないとき、心が疲れたときは、足を止めて休憩するといいです!!

「今」の自分を受け入れることが大事です。

**生きているだけで偉いですから！！！**

しんどいときは、しっかり休んでから、旅を再開するといいですよ!!

映画撮影でも、監督も役者さんもスタッフさんたちも、撮影期間中ずっと撮影しているわけじゃないでしょう。

夜になれば休みますし、お休みを挟みながら、作品をつくっていきますよね！

なので、監督である「心」と、人生の主人公であるあなたも、

ちゃんと休んでくださいね！！！

人生は私たちの心によって左右されます。悲劇にもなりますし、喜劇にもなります。時々ラブコメになったり、ホラーになることもありますが、全部まるっと楽しめたらいいです！！！

**「昨日」は増えていきますが、「今」は減っていくものです。**ぜひ心を養って、有限な時間の中で、素敵な映画をつくっていってくださいね。

ロン毛メガネ

Youtubeチャンネル
「漢方養生指導士ロン毛メガネ」

Twitterアカウント
@moomin12101985


## ロン毛メガネ（ろんげめがね）

本名：許煒鏘。漢方養生指導士、国際中医専門員、国際中医薬膳管理師。香港出身のいて座男子。東洋医学を生業とする家系に生まれ育つも、日本のポップカルチャーへの興味から20歳で来日し東京で日本語学校、メイク専門学校に入学。卒業後は北京で就職、数年働いた後に再び来日、現在に至る。香港、カナダ、日本と転々とするうち、地域ごとに食事、生活習慣に大きな差があることに気づく。また、自分の「生きているのが奇跡」とまで言われた体調不良を改善してくれたこともあり、自身のルーツでもある東洋医学の力を改めて思い知る。以降、東洋医学への学びを深め、2019年から漢方養生YouTuberとして活動を開始。メンタルヘルスの改善や季節の不調への対処法、薬膳や東洋医学の基礎知識などをわかりやすく発信したところ瞬く間に人気を集め、現在登録者数は10万人超。2023年からは書籍の執筆と、漢方ライフスタイルブランド「澄善堂《ちょうぜんどう》」の立ち上げに携わる。「すべての人が自分のお医者さんになれるように」をモットーに、日本人に寄り添い漢方をより身近にしてもらうべく、ますます活動の幅を広げている。これまでの著書に、スマッシュヒットとなった『読むだけで心と体が元気になっちゃう漢方養生の本』の他、『心と身体の不調がやわらぐ　お茶でゆる〜りセルフケア大全』がある。


# 読《よ》むだけでメンタルが強《つよ》くなっちゃう 漢方養生《かんぽうようじょう》の本《ほん》


2024年3月5日　第1刷発行
2024年9月5日　第2刷発行

著者　ロン毛《げ》メガネ
発行者　佐藤靖
発行所　大和《だいわ》書房
〒112-0014　東京都文京区関口1-33-4
電話　03-3203-4511

ブックデザイン　山田知子+chichols
イラスト　温泉川ワブ
校正　鷗来堂
編集　荻田真理子
本文印刷　光邦
カバー印刷　歩プロセス
製本　ナショナル製本




ISBN978-4-479-78598-9



http://www.daiwashobo.co.jp